药学概论

Yaoxue Gailun

杨俊玲　崔成红　主编

山东人民出版社
全国百佳图书出版单位 国家一级出版社

编委会成员

主　　审　李淑清

主　　编　杨俊玲　崔成红

副 主 编　李淑敏　隋新安

参编人员（以姓氏笔画为序）

王艳红　王晓芸　孔文文　初晓艺　邵明辉

前　言

随着我国药学事业的快速发展，药学人才的市场需求在不断增加。培养真正契合市场需求的高质量药学人才，需要不断地深化教育教学改革。

高等职业教育专家提出的“将专业教育提前介入的构想”是高等职业教育课程体系优化的指导思想之一，为使药学专业学生在入学之初便受到专业知识的启蒙，我们经过认真的研讨和准备，编写了适用高等职业教育药学类专业的《药学概论》教材。本教材以药物的发现、开发、生产、流通、使用为线索，介绍相应的药学分支学科，向学生介绍药学的基本概念、发展历史、研究内容与方法、主要成就和最新成果，使学生在学习专业课之前对药学有一个概念性的了解，激发学生对药学的热情和兴趣，引导学生思考和研究，培养药学类专业学生的职业意识、职业使命感和职业素养。本教材也为化学、生物学、医学和管理学等药学类相关专业的学生提供药学方面的基本知识，使他们了解药学与相关学科的交叉点和应用点，开拓其视野。

本书由杨俊玲（山东药品食品职业学院）、崔成红（山东药品食品职业学院）主编，李淑清（山东药品食品职业学院）主审。本书共分为8章，以药学的7个二级学科为基础进行分章。第一章由隋新安（山东药品食品职业学院）编写；第二章由邵明辉（山东药品食品职业学院）编写；第三章由崔成红（山东药品食品职业学院）编写；第四章由初晓艺（山东药品食品职业学院）编写；第五章由王艳红（山东药品食品职业学院）编写；第六章由王晓芸（山东药品食品职业学院）编写；第七章由李淑敏（山东药品食品职业学院）编写；第八章由孔文文（山东迪沙药业）、杨俊玲（山东药品食品职业学院）编写。由于编者水平有限，加之时间仓促，书中难免疏漏和错误。衷心希望读者给予批评指正，使本书在不断应用中，逐渐达到所期望的作用。

编　者

2014年4月

目 录

第一章 绪论 …… 1

第一节 药物的定义与分类 …… 1

一、药物的定义 …… 1

二、药物的分类 …… 3

第二节 药学的定义和地位 …… 5

一、药学的定义 …… 5

二、药学的地位 …… 6

三、药学与其他学科的关联 …… 8

第三节 药学的起源与发展 …… 8

一、药学的起源和药学的产生 …… 8

二、我国药学事业的现状与发展 …… 14

第四节 药学的任务 …… 16

一、研究新药 …… 16

二、阐明药物的作用机理 …… 17

三、研究药物制备工艺 …… 17

四、研制新的制剂 …… 17

五、制定药品的质量标准及控制药品质量 …… 17

六、开拓医药市场及规范药品管理 …… 18

第二章 中药与天然药物化学 …… 19

第一节 概述 …… 19

一、中药与天然药物的含义 …… 19
二、中药的起源与发展概况 …… 20
第二节　中药学 …… 22
一、中药的性能 …… 22
二、中药的产地与采集 …… 26
三、中药的炮制 …… 29
四、中药的鉴定 …… 31
第三节　天然药物化学 …… 33
一、天然药物化学的研究内容 …… 33
二、天然药物化学在药学领域的地位和作用 …… 34
三、天然药物各类化学成分简介 …… 36
四、天然药物化学成分的提取分离方法 …… 39
五、天然药物化学的发展历史及进展 …… 42
第三章　药物化学 …… 45
第一节　药物化学研究的内容和任务 …… 45
一、药物化学的定义 …… 45
二、药物化学研究的内容和任务 …… 46
三、药物化学与其他学科的关系 …… 47
第二节　药物化学发展简介 …… 48
一、药物化学的发展简史 …… 48
二、我国药物化学的发展 …… 52
三、药物化学发展的新方向 …… 54
第三节　重要药物选讲 …… 56
第四节　新药研究与开发简介 …… 68
一、新药研发的现状和存在的问题 …… 68
二、新药研究与开发过程简述 …… 71
三、药物研发中的知识产权保护 …… 73

第四章 药理学 …… 75
第一节 药理学的性质与任务 …… 75
一、药理学的概念及与其他学科的关系 …… 75
二、药理学发展简史 …… 76
三、药理学分支 …… 77
第二节 药理学研究内容 …… 78
一、药效动力学 …… 79
二、药物体内过程与药物代谢动力学 …… 83
三、药物毒理学 …… 85
第三节 常用药物药理学概述 …… 86
一、作用于传出神经系统药物 …… 86
二、作用于中枢神经系统药物 …… 87
三、作用于心血管系统药物 …… 88
四、作用于泌尿、血液、呼吸、消化及其他系统药物 …… 90
五、作用于内分泌系统药物 …… 91
六、抗病原微生物药 …… 92
七、抗肿瘤药 …… 95
八、影响免疫功能的药物 …… 95
第五章 药物分析学 …… 96
第一节 药物分析学的性质和任务 …… 96
一、药物分析学的性质 …… 96
二、药物分析学的任务 …… 97
第二节 药物分析与药品质量标准 …… 97
一、我国药品质量标准体系 …… 97
二、药品质量标准的主要内容 …… 98
三、中国药典与部分国外药典 …… 99
第三节 药物分析学的主要内容 …… 102

一、药品检验工作的基本内容 …… 103
二、药品质量标准的制订 …… 106
三、体内药物分析 …… 108
第四节 药物分析的应用 …… 109
一、在药品检验过程中的应用 …… 109
二、体内药物分析的应用 …… 114
三、中草药分析中的应用 …… 115
第五节 药物分析的进展 …… 116
第六章 药剂学 …… 119
第一节 概述 …… 119
一、药剂学的概念与任务 …… 119
二、剂型的重要性 …… 121
三、药物剂型的分类 …… 122
四、药剂学的沿革与发展 …… 125
第二节 固体制剂 …… 126
一、概述 …… 126
二、散剂 …… 126
三、颗粒剂 …… 126
四、片剂 …… 127
五、胶囊剂 …… 129
六、滴丸剂 …… 130
第三节 液体制剂 …… 130
一、概述 …… 130
二、低分子溶液剂 …… 131
三、高分子溶液剂 …… 132
四、混悬剂 …… 133
五、乳剂 …… 134

第四节　注射剂与眼用制剂 …… 135
一、注射剂 …… 135
二、输液 …… 135
三、注射用无菌粉末 …… 136
四、眼用制剂 …… 136
第五节　软膏剂、栓剂与膜剂 …… 137
一、软膏剂 …… 137
二、栓剂 …… 138
三、膜剂 …… 139
第六节　气雾剂、粉雾剂和喷雾剂 …… 139
一、气雾剂 …… 139
二、粉雾剂 …… 140
三、喷雾剂 …… 140
第七节　其他剂型 …… 141
一、缓释及控释制剂 …… 141
二、靶向制剂 …… 141
三、经皮给药系统 …… 142
第七章　生物技术、生物工程与生物制药 …… 144
第一节　生物技术概述 …… 144
一、生物技术发展简史 …… 145
二、现代生物技术的应用成果 …… 147
三、我国生物技术在制药领域的新进展 …… 149
第二节　生物制药技术与方法 …… 149
一、基因工程 …… 150
二、酶工程 …… 154
三、发酵工程 …… 155
四、细胞工程 …… 157

五、蛋白质工程 …… 162
六、疫苗技术 …… 163
第八章　药事管理学 …… 165
第一节　药事和药事管理的定义 …… 165
一、药事 …… 165
二、药事管理 …… 166
三、药品的特殊性 …… 166
第二节　药事管理的发展 …… 167
一、古代社会巫医分离后的医药管理 …… 168
二、医药分业后药事管理从医药管理中分离出来 …… 168
三、现代药事管理的发展 …… 168
第三节　我国药事管理组织机构 …… 169
一、药品行政监督机构及职能 …… 169
二、药品监督管理技术机构 …… 170
第四节　我国药事管理主要内容 …… 171
一、药品研发管理 …… 171
二、药品生产管理 …… 172
三、药品经营管理 …… 173
四、药品使用管理 …… 174
五、药品的监督管理 …… 175
参考文献 …… 181

第一章　绪　论

学习目标

掌握：

1. 药物的定义，分类及药学的定义；
2. 药学研究的主要任务；
3. 药学的主干学科和药学教育的4大专业课程。

熟悉：

1. 我国药学的各主要分支学科；
2. 现代药学发展的4个阶段；
3. 药学学科在现代科学及国民经济中的地位；
4. 我国药学的现状与发展。

第一节　药物的定义与分类

一、药物的定义

据《词源》所载，"药"有以下几种含义：首先是指"治病草也"。古时认为凡可以治病者，皆谓之药，并以草、木、虫、石、谷为五药。例如，人参属草类，具有大补元气，回阳救逆的功效；黄柏属木类，可清湿热；蝎子属虫类，能镇惊熄风，攻毒散结；石膏属矿石类，具有清热泻火的作用；谷类如麦芽，又称浮小麦，具有养心益气的作用。第二，药在古代也为"术士服饵之品"，即古时术士们所用的健身防老的所谓仙丹之类，在当今可解释为用于防病健身的保健品之类。另外，药也作动词，为"疗也"，如"不可救药"。此外还有芍药、火药等含义。

一般意义上讲，药物是指对疾病具有预防、治疗、缓解和诊断作用，有目的地调节机体生理机能的物质。广义地讲，还有一类非治疗药物或社交类药物，包括一些非法的、用以兴奋情绪的物质，如大麻、海洛因、可卡因等，还有日常生活中常见的东西，如咖啡因、烟碱和酒精。药物或多或少都有一定的毒性，大剂量尤其明显。甚至有的药物就来源于毒物，如蛇毒可以制成溶解血栓的药物；砒霜可以制成用于细胞早老性白血病的药物。可见，药物与毒性之间无明显界限。一般认为，毒物是指对机体正常功能呈现有害作用的物质。此外，药物与食物也难以截然区分，当食物的某种成分被用于防治其缺乏症时也就成为药物。但是，作为药物使用的物质，无论是原料药还是制剂，都须经国务院药品监督管理部门批准，获得批准文号，生产没有实施批准文号管理的中药材和中药饮片除外。

需要注意的是，由于应用剂量和机体状态的不同，有些食物中的成分或机体自然存在的正常成分可以起到药物的作用，有些药物也可能对机体产生毒性。例如，桔汁中的抗坏血酸（也称为维生素 C）是食物的成分之一，大剂量使用其纯品时会影响机体的正常功能，而在疾病状态下则具有改善机体的功能，此时抗坏血酸就是药物。肾上腺皮质分泌的可的松是机体内重要的激素之一，大剂量应用时能抑制炎症而成为抗炎药。吗啡是一种强效镇痛药，长期大量使用会造成躯体和心理的依赖性，即俗话所说的毒品，会导致成瘾。

你知道吗

保健品与药品

保健食品

保健品是保健品（功能）食品的通俗说法。GB 16740—97《保健（功能）食品通用标准》第 3.1 条将保健食品定义为："保健（功能）食品是食品的一个种类，具有一般食品的共性，能调节人体的机能，适用于特定人群食用，但不以治疗疾病为目的。"所以在产品的宣传上，也不能出现有效率、成功率等相关的词语。保健品和药品的区别如下：

第一，生产及配方组成不同。药品的生产能力和技术条件，都要经过国家有关部门严格审查，并通过药理、病理、病毒方面的严格检查及多年的临床观察，经

有关部门鉴定批准后,方可投入市场。而保健品不需经过医院临床实验,可直接投入市场。这样,药品必然具有确切的疗效和适应症,不良反应明确;保健品则不然。

第二,生产过程的质量控制不同。作为药品维生素类产品(药字号),必须在制药厂生产,生产过程中的质量控制要求严格,比如空气清洁度、无菌标准、原料质量等,所有的制药标准都要达到GMP标准(药品生产质量规范);而作为食品的维生素类产品(食字号),则可以在食品厂生产,标准比药品生产标准低。

第三,疗效方面的区别。作为药品,一定经过大量临床验证,并通过国家药品食品监督管理局(SFDA)审查批准,有严格的适应症,治疗疾病有一定疗效;而作为食品的保健品,则没有要求其治疗作用,仅仅检验污染物、细菌等卫生指标,合格即可上市。

第四,说明书和广告宣传方面的不同。作为药品,一定要有经过SFDA批准的详细的使用说明书,注明适应症、注意事项、不良反应,十分严谨;而作为食品的保健品,说明书不会这样详细、严格。

二、药物的分类

药品有很多分类方法。按使用目的(用途)分类,可将药品分为治疗药品、预防药品、诊断药品、计划生育药品4类。按使用方法分类,可将药品分为口服药、外用药、注射用药等。按药品管理分类,可将药品分为处方药与非处方药、国家基本药物、基本医疗保险用药、新药、特殊管理的药品、现代药与传统药等。根据药物作用于人体系统的部位分类,可分为主要作用于中枢神经系统的药物、主要作用于传入或传出神经末梢部分的药品、主要作用于内脏系统的药品、影响血液和造血系统的药品、影响生长代谢功能的药品等。根据药品的性质和来源,可分为天然药物、化学药物、生物药物。

下面重点介绍一下天然药物、化学药物及生物药物。

(一)天然药物

天然药物一般是指来源于植物、动物、微生物、海洋生物、矿物的药物,植物药是天然药物的主要组成部分。天然药物是人类最早使用的药物,在一些远古时代的文献中,如我国的《诗经》、《山海经》,印度的吠陀经,埃及的埃伯斯纸草文献中都记载了大量的天然药物。中国的天然药物又称中药或中草药,中药是指中医依据中医学理论和临床经验应用于防病治病的药物，曾收载于历代各种药学著作中，也是为了区分西方医药学的相对名称。我国资源丰富，素有天然药物王国的美誉。我国一直以来都是以天然药物为核心，坚持发展中医药，在天然药物方面积累了丰富的知识。

50 多年来，我国以中草药为原料开发了 40 多种特有新药，如黄连素、四氢巴马汀、东莨菪碱、莨菪碱、樟柳碱、石杉碱甲等。尤其是近十几年，国内外天然药物研究与开发取得了长足的进展。2001 年版的美国药典已正式收载银杏、月见草油、卡瓦内酯、金丝桃素、人参等 20 多种畅销的药材及其制剂的质量标准，表明药用植物及天然药物已开始被美国官方认可，这是天然药物发展史上新篇章。近年来，具有防治肿瘤作用的番荔枝内酯的研究引起了国内外医药界的关注。

经过近几十年的发展，我国在抗真菌天然药物、抗病毒天然药物、神经系统天然药物、心血管疾病天然药物及抗肿瘤天然药物等方面已取得一些进展。

（二）化学药物

化学药物是具有明确元素组成和化学结构的化合物，一般分为无机药物、合成有机药物、天然有机药物。由于历史原因，抗生素和生物制品也包括在化学药物的范畴。18 世纪末，人们利用钢铁、冶金工业产生的副产品，如煤焦油中分离出苯、萘、蒽、甲苯、苯胺等一系列新的化合物。1856 年，化学家帕金（W. H. Parkin）以苯胺为原料合成了苯胺紫——第一个人工合成的染料，以后化学家又合成了一系列染料，而药物与染料有着密切的关系。例如，霍奇斯特公司在 1881 年从苯联氨（一种黄色染料）中制造出安替比林，可以替代奎宁。1886 年，拜尔公司发现非那西汀，并于 1887 年后大规模生产，它是来自于染料生产的一种副产品，从此，为药物开发开创了新局面，大量的化学药物开始被研制出来。

随着合成药物各大类别的系列产品陆续上市，发现新的药物单体化合物的速度在减缓，研究开发费用越来越高，在近年上市的新品种中，抗感染药物、心血管药物、中枢神经系统药物、抗癌药物占主导地位。

（三）生物药物

生物药物是指利用生物体、生物组织及其成分，综合运用生物学、生物化学、微生物学、免疫学、物理化学和现代药学的原理与方法进行加工、制造而成的一大类用于预防、诊断和治疗疾病的制品。广义的生物药物包括从动物、植物、微生物和海洋生物等生物体中提取的各种天然生物活性物质及其人工合成或半合成的天然物质类似物。所以长期以来生物药物主要包括生化药物、微生物药物、生物制品及其相关的生物医药产品。自1982年基因重组人胰岛素上市以来,生物技术药物发展迅速,成为另一新的制药工业门类。生物技术药物是指采用DNA重组技术或其他生物新技术研制的蛋白质或核酸类药物。

随着生物技术的发展,在欧美市场上,针对现有的重组药物进行分子改造的一些第二代基因药物已经上市,如重组心钠素、胞内多肽等;另外,重组细胞因子融合蛋白、人源单克隆抗体、细胞因子、反义核酸以及基因治疗、制备抗原的新手段、新技术、转基因动物模型的应用等也都有了实质性进展。其中发展最快的是基因治疗,美国FDA已批准100多个基因治疗方案进入临床试验。基因治疗主要应用于囊性纤维变性、肿瘤、艾滋病等疾病。另外,生物技术将使许多老年性疾病得到治疗,是新药"黄金时代"的新开端。生物技术疫苗也得到了迅速的发展,年增加品种达44%,用于肿瘤、艾滋病、类风湿性关节炎、镰刀形贫血、骨质疏松症、百日咳、多发性硬化症、生殖器疱疹、乙型肝炎及其他感染性疾病等多种疾病的预防、诊断和治疗。最近生物技术药物还试用于普通感冒、帕金森综合征、遗传性慢性舞蹈症等。

第二节 药学的定义和地位

一、药学的定义

药学是以现代化学、医学为主要理论指导,研究、开发和生产用于治病、防病药物的一门学科。主要包括药物化学、药理学、药剂学、药物分析学、中药学与天然药物化学、微生物和生化药学等学科(图1-1),是药学类学生学习的主要内容。其中,药物化学、药理学、药剂学、药物分析学是执业药师考试的专业科目,其他两科是药事管理与法规(药学类、中药学类共考科目)、药学综合知识与技能。

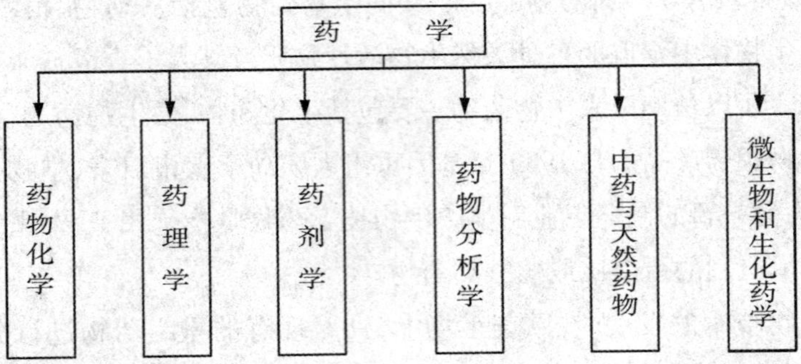

图 1-1　药学的主干学科

中药学类执业药师考试科目有药事管理与法规（药学类、中药学类共考科目）、中药学专业知识（一）含中药学部分和中药药剂学部分、中药学专业知识（二）含中药鉴定学部分和中药化学部分、中药学综合知识与技能。

二、药学的地位

（一）药学为人类身体健康提供保障

随着基本生存条件的改善，人类对精神生活和物质生活的要求不断提高，对健康水平的要求也随之提升。一些严重危害人类健康、威胁人类生命的疾病，因新药的出现和使用而被降服。结核病，是由结核杆菌感染导致的疾病，一旦被染上，死亡率极高，“十痨九死”。1948 年，每十万人因结核而死亡的人数高达 1000 人。自从发现了链霉素，人类有了对付结核病的治疗药物。以后又随着异烟肼和氨基水杨酸钠的发明，形成了配套治疗结核病的 3 种有效药物，疗效高达 90%，使人类从结核恐怖中解脱。我国 1989 年因肺结核死亡的人数仅占疾病死亡人数的 1.3%，每十万人死亡率为 7.58。现在细菌性传染病死亡率在包括我国的许多国家已不再被列入主要疾病死亡原因的统计表内，这是抗菌药物和抗生素的贡献。目前，我国人口的平均寿命已从解放初期的 35 岁提高到 71.4 岁。

随着对人类生存造成很大威胁的感染性疾病的控制，加上人类生存的自然环境和社会环境的变迁，一些疾病发病相对比例不断上升。如肿瘤、心脑血管疾病、糖尿病、精神疾病、老年痴呆等疾病成为影响人类健康的主要杀手；许多新的疾病又不断发生，如艾滋病、疯牛病、非典型性肺炎等；致病性微生物也不断变异，重新造成影响人类健康的烈性传染病，如禽流感等；还有致病微生物也产生了对抗生素等的耐药性。人类对许多疾病还未完全认识,也缺乏相应的治疗药物;对一些即使认识较清楚的疾病还没有彻底根治的良药;一些有效的药物仍有毒副作用。以目前我国的重大疾病为例,恶性肿瘤年发病约200万例,死亡约150万人;心脑血管疾病年死亡约300万人,高血压患者约占总人口的10%;糖尿病年发病人数约150万,现约有4000万患者;老年痴呆有200万人,帕金森综合征有200万人以上;艾滋病病毒感染人数估计有84万。据研究,现在人类患有各种疾病上万种,能够用药物和其他手段治疗的不足三分之一。人类为了能健康生活,为了能延年益寿,对药物的需求永远也不会满足。无论处于什么社会制度,药学在人类社会生活将永远占据重要的地位并发挥作用。

(二)药学在国民经济中的地位

药学一方面在保障人民健康、提高人民生活水平上具有突出的社会效益,另一方面,药学因其知识密集型的科技属性,对国民经济建设也意义重大,可以创造出较高的经济效益。有人说21世纪是生命科学的世纪。生命科学和医药卫生有着极为密切的关系,其发展为药物科学提供了原始的驱动力。药物科学领域是生命科学的核心组成部分和众多学科的交汇中心,也是众多高新科学技术的用武之地,已成为全球关注的焦点和科学研究的重心。医药产业已成为世界经济强国竞争的焦点,药学已成为科学研究的重要阵地之一。人类对高质量药物的需求不断增长,促使医药产业一直持续发展,并且远高于整个国民经济增长速度。医药产业的利润率也远高于工业生产的平均利润。如2013年,辉瑞(Pfizer)公司的收入为145.7亿美元,利润率达23.8%。这种高收入、高利润主要来源于公司研制出的具有专利保护的新药化学实体(new chemical entities,NCEs)药物。一个新药在专利保护期内将会为专利持有者带来巨额的经济回报。1991年,葛兰素(Glaxo)公司的组胺H_2受体拮抗剂类抗胃溃疡药物雷尼替丁(商品名胃善得)的销售额为30.23亿美元,为世界上销售最好的处方药。阿斯特拉(Astra)公司的质子泵抑制剂类抗胃溃疡药物奥美拉唑(商品名洛赛克)上市后年销售额为7.75亿美元,到1996年已成为世界头号畅销药,年销售额为34亿美元。受巨大经济利益的驱动,众多医药企业竞相向新药研究与开发中注入大量资金,巨额研发基金的投入推动了药学科学的发展,而药学的进步又产生了巨大的经济效益。

药学研究除了产生药品销售的直接经济效益,还可给社会带来间接经济效益。一个新药的诞生,能使某一疾病发病率和病死率下降,劳动力损失降低,减少手术、住院等消耗,同时还为患者带来缓解病痛、缩短病程、减少精神创伤等非经济的无形效益。

因此,医药在人类社会生活和国民经济发展中处于不可替代的关键地位,成为世界经济支柱性产业之一。医药产业以高于整个工业平均增长的速度持续快速增长,且人类对药物的需求越来越高,医药产业被誉为“永不衰落的朝阳产业”。

按照国际标准划分,医药产业为15类国际化产业之一,多年来一直呈持续增长态势。2013年,世界500强企业中,医药企业占据着14个席位,其年收入均在百亿美元以上,绝大部分企业的利润率在10%以上,远远高于整个产业的平均利润率,最高者达30%。

三、药学与其他学科的关联

完整的药学学科与相关联的各个学科有着千丝万缕的联系。从当今药学高等教育的角度来看,药学与化学关系最为密切,然后是生物学、医学、数学、物理学等学科。

药学是由一系列分支学科组成的一级学科:药学是一个整体,是一个庞大的科学体系,它包括了中药学、药物化学、药理学、药剂学、药物分析学、微生物和生化制药学、药事管理学等二级学科。各个研究领域相互联系、相互交叉和渗透,促进了药学的发展。

第三节　药学的起源与发展

一、药学的起源和药学的产生

(一)史前与古代药物的发展

人类利用药物与疾病作斗争可追溯到史前。药学产生的动因,是人类对生命的尊重和对生活的尊崇,它随着人类不断选择必需的物质医治各种疾病而萌发。因此,药物的起源,是人们长期生产、生活实践与医疗实践的结果。药学是人类文明史的一个重要组成部分。

据考古发现,约在50万年前便有了医事活动。原始人类的生存条件十分恶劣,人们通过渔猎动物和采摘植物获取食物,由于并不知道获取的动植物哪些可食、哪些有毒，不可避免地会误食一些毒物，导致吐泻、昏迷甚至死亡等中毒现象出现；但有时却使原来的疾病好转或痊愈。经反复实践，总结经验和教训，人们发现不同的动植物对人体可产生不同的影响，于是避害趋利，变被动为主动，有意识地利用和开发动植物的药用资源，这些动植物就变成了药物。矿物药的发现也有类似的过程。天然药物（包括动物、植物和矿物药）由此而产生。

1. 四大文明古国药物的发展

我国是四大文明古国之一。公元前3500年至公元前3000年，尼罗河流域的古埃及、底格里斯河与幼发拉底河流域的古巴比伦、恒河和印度河流域的古印度、黄河流域的古代中国生产力水平都较高，是人类文化的摇篮，也创造了璀璨的医药文明。

我国传统中医药学，源远流长。我们的祖先经历漫长岁月的不断积累、探索和研究，逐步形成了中医药学。在数千年前的钟鼎文中，已有药（藥）字出现，其义为“治病草，从草，乐声”，反映了药为治病之物，并以植物“草”类居多的状况。欧洲古代称药物为drug，即干燥的草木，也说明了人类最初使用的药物是植物药。产生于西周初期至春秋中期的我国第一部诗歌总集《诗经》，收载了多种药物，是早期记载药物的文献。成书于战国至西汉时期的《山海经》载有100余种药物，其中不少沿用至今。

神农氏是传说中农业和医药的发明者。“神农尝百草……一日而遇七十毒”的传说，生动而形象地概括了药物发现的实践过程。《神农本草经》即是在公元前1世纪托名“神农”所作。原书已佚，其内容由于历代本草书籍的转引而得以保存。该书为我国现存最早的药物专著，共载药物365种，评述药物性味、功用和主治。所谓本草为“中药”的古称，“按药有玉石、草木、虫兽，而云本草者，谓诸药中草类最多也。”

南北朝时的陶弘景将730种植物药编纂成《本草经集注》。到唐代，由唐王朝出面组织扩充为图文对照的《新修草本》，载药850种。由明代李时珍所著的《本草纲目》载药1892种，该书系统地总结了中国16世纪以前的药物学知识与经验，是我国古代药物发展成熟的代表作。在此时期，以中医药为代表的东方医药文化遥遥领先于西方。明代后期（约17世纪）的著作《白猿经》记载了用新鲜乌头提炼乌头碱，比起西方在19世纪初从鸦片中提取出号称世界第一种生物碱——吗啡，还要早100多年。

我国在公元前3000多年的周代就有了以炼丹术从矿物中提炼有效成分的记载。到汉代,炼丹术进一步发展,已能制备汞、硫黄、石胆(硫酸铜)、丹砂(硫化汞)、雄黄(硫化砷)等无机物质作为药用。到宋代至元代,炼丹术转向从植物中寻找长生不老药。

中国古代医药学从其起源、萌芽到形成、发展,迄今已有5000年的发展历程。我国是一个多民族国家,各民族传统药也有着悠久的历史,如藏药、蒙药、维药、彝药、傣药、苗药等,都有着千年以上的历史。民族药资源丰富,品种繁多,品种、用法和用途各有其特点。民族药的产生和发展,丰富了祖国的药学宝库。

你知道吗

享誉世界的药物学巨著

《本草纲目》是明朝伟大的医药学家李时珍以毕生精力亲历实践,广收博采实地考察,对本草学进行了全面的整理总结,历时29年编成的药物巨著。李时珍,字东壁,号濒湖,湖北蕲州(今湖北省蕲春县)人。李时珍认为修改本草书籍要到实践中去,才能有所发现。例如,他听说北方有一种药物,名叫曼陀罗花,吃了以后会使人手舞足蹈,严重的还会被麻醉。李时珍为了寻找曼陀罗花,离开了家乡,来到北方。终于发现了独茎直上,高有四五尺,叶像茄子叶,花像牵牛花,早开夜合的曼陀罗花。他又为了掌握曼陀罗花的性能,亲自尝试"乃验也"。并记下了"割疮灸火,宜先服此,则不觉苦也"。

《本草纲目》共有52卷,收载药物1892种,其中374种是新增加的药物。附方11096首,插图1160幅,约190万字,分为16部、60类。每种药物分列释名(确定名称)、集解(叙述产地)、正误(更正过去文献的错误)、修治(炮制方法)、气味、主治、发明、附方等项,内容非常丰富。该书1596年出版,1606年传入日本,1647年波兰人弥格来中国,将《本草纲目》译成拉丁文流传欧洲,后又译成德、英、法、俄、朝等文字传播海外,成为国际上研究药学和生物学的宝贵参考资料。《本草纲目》不仅从中药的历史、形态到功能、方剂等进行了详细论述,而且在植物分类学和生物进化方面也提出新的见解。它为我国药物学的发展做出了重大贡献,对世界医药学、植物学、动物学、矿物学、化学的发展也产生了深远的影响。

1951 年,在维也纳举行的世界和平理事会上,李时珍被列为古代世界名人。他的大理石雕像还被立于莫斯科大学长廊。该书不仅对中医药学具有极大贡献,而且对世界自然科学的发展也起到了巨大的推动作用,被誉为"东方医药巨典"。英国著名生物学家达尔文也曾受益于《本草纲目》,称它为"中国古代百科全书"。英国著名中国科技史专家李约瑟在《中国科学技术史》中写道:"16 世纪中国有两大天然药物学著作,一是世纪初(1505 年)的《本草品汇精要》,一是世纪末(1596 年)的《本草纲目》,两者都非常伟大。"

古代西亚的苏美尔(公元前 5000 年至公元前 4000 年)是人类最早的文明发祥地。公元前 2000 年时,阿摩利伊人入侵底格里斯和幼发拉底两河流域,建立了巴比伦王国。经考古发现,用苏美尔文字书写的泥板书中有大量医药记载。现存有的公元前 3000 年前的治疗手册,表明当时人们已掌握数百种药用植物。古代两河流域的医药混杂着经验药物与巫术,认为致人生病的病因是病魔,当时以月神为医神,因此有些草药必须在月光下采集才有效。

古埃及的纸草文是重要的文字记载体。由埃伯斯发现的公元前 1552 年的埃伯斯纸草文(Ebers papyrus)记载着疾病诊断、800 个治疗处方和 700 余种药物。古埃及的医药也是经验药物与巫术的混杂体,认为产生疾病的原因是灵气与血液失去平衡。从现有史料来看,古代两河流域和古埃及的医药是最早的医药活动。

印度是世界文明古国之一,也有着悠久的医药文化。约成书于公元前 2000 年至前 1000 年的印度宗教文献《吠陀》记载着大量医药知识和各类药物。古印度医药文化很早就同中国、古希腊、阿拉伯等国家和地区有交往。

2. 西方和阿拉伯古代药物的发展

古代希腊地处南欧巴尔干半岛南端,古希腊人活动地域广大,及至西南亚和北非。作为古希腊罗马文明重要组成部分的医药文明,对后世西方医药学发展影响深远,为现代医药学的渊源之一。在公元前 11 世纪的古希腊已有了医药记载。古希腊医药吸收了外来医药文化,摆脱了宗教的束缚。希波克拉底(Hippocrates)对古代医药学作出了巨大贡献,被西方尊为"医圣"。他主张将医药学从庙堂医学、祭司手中解放出来,在他的著作中提到 400 多种药物,他强调用药的目的是帮助病人恢复自然。

古罗马帝国时期,古罗马人继承发扬了古希腊的医药成果,创造了古罗马医药文明(公元前 1 世纪至公元 4 世纪末),期间涌现出许多专业的药物学家,使用上千种有效药物，推动了西方药物发展。古罗马第一个药物学家第奥斯库里德(Dioscorides)编著的专著《药物学》研究药物及医学中可作治疗用途的其他物质的来源、制备、用法和效果，记载了900余种药物，其中100多种当代仍在使用。该著成为数世纪以来药物学的重要文献，形成药学的雏形，作者被誉为古代西方药物学先驱。

古罗马杰出的医学家盖仑(Claudius Galen)创立了医学知识和生物学知识体系，他的药学著作对后世药学发展影响很大，特别是发明了浸出方法制备植物制剂，该技术生产的药剂被命名为盖仑制剂，他的创造性研究工作为医药学的发展奠定了基础。

中世纪(约3世纪至15世纪)的欧洲，古罗马文化因战乱被摧毁，医药中心随着社会的变动发生转移。阿拉伯人继承了古希腊和古罗马的医药遗产，博采兼收了中国、印度和波斯等国经验，形成了阿拉伯医药学。阿拉伯人阿维森纳(Avicenna)编撰了《医典》，总结了当时亚洲、非洲和欧洲的大部分药物知识，成为药物学的经典著作。

世界上第一个正规的药房出现在阿拉伯。10世纪时，伊斯兰地区的医院普遍设有药房，使用药物数百种。12世纪至13世纪，阿拉伯鼎盛时期，出现了许多医药学者，当时的阿拉伯医药发展到与同时期我国唐宋时代医药相当的水平。

欧洲炼金术源于12世纪，得益于阿拉伯炼金术的传入。虽然欧洲的炼金术受宗教影响有荒诞的一面，但它丰富了某些化学知识和实验方法，为化学制药的发展打下了基础。

14世纪至16世纪，欧洲文艺复兴运动摆脱了旧思想束缚。自然科学、医药学也有了极大的发展，欧洲开始有了药房，并广泛采用药物制剂。

(二)近代和现代药物的发展

从18世纪起，随着社会生产力的迅速提高，世界文明中心逐渐移向了欧洲。18世纪至19世纪，近代化学蓬勃发展取得了一系列成果。1828年，德国化学家维勒(Wöhler)从无机物合成了两种有机物——草酸和尿素，标志着有机化学的诞生。原子分子学说、分子结构学说、元素周期律的阐明，有机分子的结构解析、制备、合成等，为药学的发展奠定了基础。当时不少著名化学家也是杰出的医生和药剂师。17世纪，德国药剂师格劳贝尔(Glauber)发现了硫酸钠，并将其作为药物使用。18世纪，瑞典药剂师舍勒(Scheeler)，发现了氧气、氯气、高锰酸钾等无机化合物，还发现了酒石酸等一系列有机化合物。19 世纪，李比希（Liebig）在无机化学、有机化学和生物化学都有杰出的贡献。

在这一时期，科学家们应用化学知识来分离、提取、纯化天然植物药中的有效成分，例如，1805 年从阿片中分离出吗啡，1823 年从金鸡纳树皮中分离到奎宁，1833 年从颠茄和洋金花中提取出阿托品。当时选用的植物多为作用强烈的植物药。这些被分离出的有效成分被用于动物试验和临床，开始了天然药物研究的新阶段。

19 世纪以后生物学从局限于描述的研究方法演变为实验性的学科。细胞学说的创立，达尔文物种起源的提出，遗传定律的发现，并引入物理学和化学的理论和方法，使生物学研究进入新的水平。生物学与化学一样成为药学的理论基础。

药学的发展与医学的进步也密切相关。诊断学、病理学及药物治疗学的探索，免疫疗法的发现，致病微生物的认定，多种疾病病因的确证，大大推进了药学的发展。

从远古开始直到 19 世纪末，在这一漫长的数千年的岁月中，是人类利用天然药物的时期，药学史将这一时期归为药学发展第一阶段。

19 世纪 40 年代，乙醚、氯仿等有机溶剂蒸气被用作麻醉剂，从煤焦油中发现的苯酚作为杀菌消毒剂使用。1895 年，人们以苯酚为原料合成了水杨酸，进而合成了乙酰水杨酸，即阿司匹林。当时虽用提取方法得到了天然植物的有效成分，但含量极微，且提取分离也不易。有机合成的发展，给化学家们提供了大显身手的机会，许多化学药物被成功地合成。在此时期，化学药即所谓的西药在欧洲兴起，药物发展进入了第二阶段，化学药物开始风靡。欧利希（Ehrlich）合成了治疗梅毒的砷制剂“606”（砷矾纳明），产生了化学治疗药物的概念。1932 年，德国化学家杜马克（Domagk）合成了一系列偶氮染料，并发现它们对细菌有抑制作用，其中以百浪多息抑菌活性最强。进一步研究发现，百浪多息在人体内可以分解代谢为对氨基苯磺酰胺（即磺胺），继而人们又相继合成了磺胺的类似物，开发出磺胺类抗菌药。1928 年，弗莱明（Fleming）发现青霉菌可以抵抗葡萄球菌，1943 年，人们开始生产青霉素，这一成果表明药物生物合成技术的出现。

药物发展的第二阶段可认为是天然有效成分与化学药物并举的时代。人类不仅能将天然物质作为药用，还能从中提取出有效活性的有机化合物，并且人工合成出这些化合物，甚至还能合成出自然界所没有的全新的合成化合物作为药物。

随着合成药物的大量涌现，生物化学和生物技术也取得重大进展。科学家利用近代生物技术,从生物材料中分离、纯化获得的具有针对性治疗作用的生物活性物质,产生了真正意义的生物药物,药物发展达到了第三阶段——新药发现的黄金时期。这一阶段主要是指20世纪40至60年代。在这一时期,人们发现新药的途径不再仅是偶然发现和从天然化合物中寻找,而是根据对生物体内代谢过程和疾病病因的认识,设计出能调控机体功能和干预疾病发生的药物。在这一时期,成功制得了大多数维生素制剂、一系列激素、抗生素和众多化学治疗药物。链霉素(1943年)、合成抗疟药(1932年)、抗组胺药(1937年)、止痛药(1942年)、抗癌药氮芥(1946年)、抗高血压药六甲双铵(1948年)和利血平(1952年)、抗精神失常药(1955年)等均在此时期问世。

到了20世纪70年代,化学、生物学、医学等自然科学与技术蓬勃发展,学科互相交叉、渗透,并不断有新的进展和突破,这些成就为药物研究和新药发现提供了理论、概念、技术和方法,药学发展步入了第四阶段——生物药学时期。

分子生物学的诞生,大大推进了生命科学的发展,DNA双螺旋结构模型的提出、遗传密码的破译、基因表达的调控、信号转导分子机制的研究以及现代生物技术的应用,改变了原来药物研究的面貌。利用生物技术,不仅可以生产出天然的生化物质,还可以利用生物工程手段对其进行改造,产生具有更高活性和特异性的新的生物物质。

结构生物学为药物作用的靶点提供了信息。基因组学以及进而提出的后基因组学、蛋白质组学揭示了一大批功能基因和疾病基因,药物基因组学、药物遗传学正在崛起,用来科学地评价药物的疗效和毒性、研究药物作用机制和代谢途径。利用组合化学方法构建出具有分子多样性的巨大的分子库,建立了以生物靶分子为模型的高通量筛选系统。生物芯片对药物与生物大分子的相互作用、药物代谢、药物分析等研究产生了新的变革。利用化学信息学、生物信息学、理论化学,通过计算机技术进行合理的药物设计。凭借材料科学、纳米技术,推动了药物缓释、控释、定点释放等新剂型的发展。组合基因和组合生物学的研究,使人们通过重组基因对天然产物中某些天然成分的生物合成酶进行克隆或改造,从而可以按人们的意志改变天然成分的结构。临床药学通过整合分子生物学等其他学科的研究手段,直接参与疾病的诊断、治疗、个体化治疗方案的制订。

二、我国药学事业的现状与发展

新中国成立前,我国医药工业极为落后,仅有极少几家制剂厂,一家生物制品厂,没有化学合成药物厂,中药处于自生自灭状态。新中国成立后,我国医药工业发展迅速,基本自主解决了人民的用药问题,取得举世瞩目的成绩。2010年,医药工业完成总产值12427亿元,比2005年增加8005亿元,年均增长23%,比“十五”提高3.8个百分点。完成工业增加值4688亿元,年均增长15.4%,快于GDP增速和全国工业平均增速。实现利润总额1407亿元,年均增长31.9%,比“十五”提高12.1个百分点,效益增长快于产值增长。

2011年1~12月,全国医药工业实现销售总产值达到15025.09亿元,较2010年同比增长了29.33%。而与此同时,2011年我国GDP的增长率为9.2%,医药工业的增长率已连续多年远高于GDP的增长。

但我们应清楚地看到,与世界先进国家相比,我国的医药事业发展仍有很大的差距,存在着诸多问题:①医药消费水平还很低,特别是在农村,还有部分地区缺医少药。我国2000年人均年药品消费仅10美元,而发达国家均在百美元以上,其中美国人均501美元,日本人均406美元,世界人均53美元,中国作为世界上人口最多的国家,市场规模仅占世界市场的3.8%。②虽然新品产值和医药生产总值均以20%以上的年增长率增长,但仍难以很好地满足我国医药20%年增长率的消费市场。③医药生产企业规模小,能力低。2013年,我国共有制药企业6525家,虽然数量众多,但其22700亿元人民币的生产总值仅相当于国外一家跨国医药公司。④虽然我国医药商品出现强劲增长。但仍以化学原料药为主,总体国际效力仍然不强。⑤科技含量低,98%为仿制药,新产品开发重仿制、轻创新,创新人员和经费严重不足,产品结构不适应产业发展和临床需要,产品质量和规模缺乏国际竞争力。⑥医药市场较混乱,存在药品虚高定价、压价促销、高额回扣等不正当竞争现象,假药、劣药屡禁不止。⑦不合理用药问题严重,特别是抗生素滥用问题尤为突出。

我国是发展中国家,经济实力尚不强大,整体科技水平仍偏低,创新意识不够强,医药科研力量比较分散,因此制约了我国药学水平的提高。根据我国特定的国情和需求,我国创新药物研究按照“完全仿制、仿创结合、自主创新”分阶段进行。今后一个时期我国医药发展由仿制生产非专利药,逐渐向创制全新药物转移,努力成为世界医药强国。为实现这一战略转移,我国提出了把科技进步和创新作为发展我国医药事业的首要推动力量,把提高自主创新能力作为调整结构、提高国际竞争力的中心环节。国家对医药行业的支持力度不断增强,政策持续给力。2011年

3月1日,中国《药品生产质量管理规范(2010年修订)》正式施行,该管理规范是药品生产质量管理的基本准则,使企业生产越来越科学规范。2012年1月,《医药工业"十二五"发展规划》出台,将生物制药作为我国的战略性新兴产业。此外,《"十二五"期间深化医药卫生体制改革规划暨实施方案》也提出,"十二五"期间政府医药卫生体制改革投入力度和强度要高于2009年~2011年,并要求政府卫生投入增长幅度高于经常性财政支出增长幅度,政府卫生投入占经常性财政支出的比重逐步提高。

由于人口增长、老龄化进程加快、医保体系不断健全、居民支付能力增强、人民群众日益提升的健康需求逐步得到释放,我国已成为全球药品消费增速最快的地区之一,有望在2020年以前成为仅次于美国的全球第二大药品市场。

作为"永远的朝阳产业"的医药行业,在政策和市场的双重驱动下,中国医药发展潜力巨大。

第四节　药学的任务

一、研究新药

随着现代科学的不断进步,物质生活的不断丰富,人类的平均寿命从二战前的平均40多岁已达到现在的60~70岁,中国人的平均寿命已近72岁,瑞士、日本已超过80岁。究其原因,除了战争的减少、人们营养状况的改善之外,主要的功劳之一应归于药学的发展。如青霉素的发现带动了抗生素的研究与发展,使目前一般的细菌性感染不会构成对人类生命的主要威胁。近几十年来,大规模的瘟疫已极少发生,流行性疾病在萌发阶段即可用药物控制。

然而,任何药物均不是万能的。已有药物的不良反应,常用药物引起的机体和病原微生物产生的耐受性和抗药性,需要人们去研究和开发疗效更好、不良反应更小的药物。例如,青霉素类药物的副作用、过敏、耐药菌的出现,迫使人们研究新的抗菌药物,如头孢类、喹诺酮类等。

另外,新的疾病的出现,如SARS、艾滋病,疯牛病等;原有的非主要致命性疾病逐渐上升到主要致命疾病之列,如心血管疾病、肿瘤、糖尿病等;原有的不为人们关注的小病及不适也成为影响人类生命质量的主要问题,如胃溃疡、胃动力障碍、焦虑等……更需要人们去研究和开发针对性更强、疗效更高的新药。

二、阐明药物的作用机理

一种药物治疗疾病是通过怎样的途径、作用在哪一个部位或酶、受体而发挥作用？这是药学工作者，主要是药理工作者需要解决的问题。确定药物发挥作用及产生毒副作用的机理，则更有利于高效低毒药物的研究与开发。如阿司匹林，是非甾体类抗炎药，其作用机理与抑制前列腺素合成酶 COX－1 和 COX－2 有关，但具有诱发胃溃疡的副作用。研究表明，如果只抑制 COX－2 则既保留了抗炎活性，又可减少胃溃疡的发生。基于此研制出了新型非甾体抗炎药——COX－2 特异性抑制剂，如塞来昔布等。

三、研究药物制备工艺

新药研究不能只停留在实验室研究的规模，只有将实验室的研究成果应用到大规模生产中，新药研究才具有现实意义。研究药物制备工艺要考虑降低药物成本，控制药物制备时间，提高药物质量，降低药物的毒副作用，提高药物的稳定性，防止药物在生产过程中污染等问题。如胰岛素，早期是通过生物组织提取而制备，成本极高，直到基因工程技术出现，采用基因重组工程菌发酵工艺生产胰岛素，大大降低了其成本，和异源性反应，胰岛素才得以普及。

四、研制新的制剂

一个药物发现之后，并不能直接临床使用，这其中有许多因素，如用药是否方便、药物能否吸收、药物何时能起作用等。因此，要对这种新药进行制剂学方面的研究，各种剂型有其独特的应用价值。如片剂服用方便，其中包括控释、缓释、速释的片剂；需要快速起效的、或口服不能被吸收、或易被破坏者，可制成针剂进行肌肉注射或静脉注射。此外还有冲剂、糖浆剂、贴膏剂、搽剂、气雾剂、滴鼻剂、栓剂、丸剂、散剂等。

五、制定药品的质量标准及控制药品质量

在药学学科中，量的概念是非常重要的。日常我们用药时，常常是吃几片、打几针，这是比较宏观的量的概念。在药学领域中，有一个非常重要的分支，即药品

的质量控制，它包括：

(1)药物含量的控制。研究和应用有效、灵敏、简便的方法控制药物的含量，使用药控制在一个安全有效的范围内；

(2)药物杂质性质的确定、含量的控制，以减少不必要的不良反应；

(3)实施这些方法有效地监控药品质量。

六、开拓医药市场及规范药品管理

药品具有商品的一般属性，通过流通渠道进入消费领域。在药品生产和流通过程中，基本经济规律起着主导作用。但是药品又是极为特殊的商品，人们不能完全按照一般商品的经济规律来对待药品，必须对药品的某些环节进行严格控制，才能保障药品的安全、有效、合理应用。药品经营企业必须贯彻和执行国务院药品监督管理部门的法律及法规，进行规范化管理；同时，要充分认识到在药品经营过程中进行质量管理和贯彻质量意识的重要性，保证药品质量，才能占领市场。

（隋新安）

第二章　中药与天然药物化学

学习目标

掌握：

1. 中药、天然药物、中药学与天然药物化学的概念；
2. 中药的性能、中药炮制目的和中药鉴定方法；
3. 天然药物中主要有效成分的提取、分离方法。

熟悉：

1. 天然药物化学的主要研究内容及其研究目的和意义；
2. 天然药物化学成分的分类和主要结构类型；
3. 中药的起源与发展概况；
4. 天然药物化学的发展历史与进展。

第一节　概　述

一、中药与天然药物的含义

中药是指在中医药理论指导下，应用于医疗保健的药物，是我国传统药物的总称，具有独特的理论体系和应用形式。我国中药资源丰富，品种繁多，发展至今已有12800余种。其大多数来源于自然界，包括植物药、动物药和矿物药，少量为加工品。中药包括中药材、饮片和中成药。中药材既可切制成饮片，供中医处方调配煎服，或磨成细粉服用或调敷外用；又可作为原料药，供中药厂生产中药成方制剂或制药工业提取有效化学成分。

草药是指地域性习惯使用的民间药物。随着药源普查和对草药的不断研究，一些疗效好的草药也逐渐被中医所使用,或作药材收购。一般中药和草药统称为"中草药"。

民族药是我国少数民族地区用于医疗保健的药物,包括藏药、蒙药、维药、彝药等。

近代"生药"一词最初来源于日本学者将德文"Drogen"翻译为"生药"。"生药"泛指来源于天然的、未经加工或只经简单加工的植物药、动物药和矿物药。生药与中药相似,稍有不同的是,生药一般还包括我国本草未记载、中医不常应用而西医所用的天然药物,如洋地黄叶、麦角等,这些药物不以中医药理论指导用药,没有药性理论的总结和指导。

近年来又出现了天然药物一词,天然药物包括生药和经过一定加工的自然界存在的药物,如麻黄碱、洋地黄等。天然药物是药物的一个重要组成部分。在人类发展早期,天然药物最早用于治疗疾病,随着现代科学技术的飞速发展,阐明天然药物中有效成分的结构,了解其化学结构与机体细胞间的相互作用,并进行必要的结构改造、修饰和合成,是目前探索研制开发新型药物的重要途径和方法。

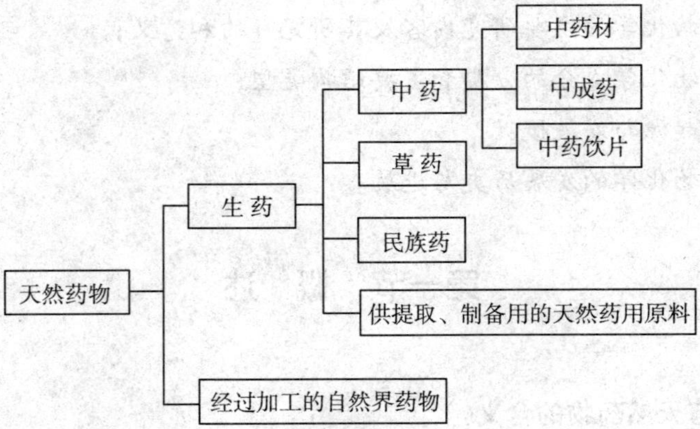

图 2-1　药物的关系

二、中药的起源与发展概况

(一)中药的起源

从远古时期到先秦时期是中药的起源阶段。在原始社会时期,生产力低下,人类以采食植物和狩猎为生。人们在寻找食物的过程中,发现有的食物可以充饥,有的可以减轻病痛,有的则会引起中毒等现象。经过长期经验的积累,人们逐渐发现许多有特殊作用的食物可以用来防治疾病，药物因此而产生，故有“药食同源”之说。《淮南子》中记载：“神农尝百草之滋味，水泉之甘苦，令民知所避就，当此之时，一日而遇七十毒”生动形象地反映了人们认识药物的艰难过程。

据史学家研究，原始社会时期人类用于充饥的食物大多数是植物，因此最先认识的是植物药。随着生产力的发展，人类开始狩猎、采矿、冶炼，药物的来源由植物药发展到动物药、矿物药。在这一时期，火的应用、酒的发明，丰富和促进了药物加工炮制技术和药物剂型的产生。

随着文字的创造和使用，药物知识由最初的口耳相传发展为文字记载。《诗经》中记载了300多种植物和动物，不少是后世本草所收载的药物；《山海经》中记载了120多种药物，并记述了它们的功用。这个时期药物知识的形成和发展，为以后药物的发展奠定了基础。

(二)中药的发展概况

春秋战国时期至明清，随着临床医疗实践经验的积累，我国的医药学理论体系初步形成，中药的应用经整理充实而发展成熟。在这个时期，涌现出许多医药学家和大量记载药物的本草著作。历代本草记录了我国医药学家发明和发展中医药学的宝贵经验，为中华民族的繁衍生息、防病治病作出了巨大的贡献。

表2－1　历代六部重要的本草

本草名称	作者	成书年代	载药数目	价值意义
神农本草经（本经）	–	东汉末年	365	现存最早的药学专著，概括了早期的药学理论和经验
本草经集注	陶弘景	南北朝梁代（492～500年）	730	首创按药物自然属性分类，全面系统地整理、补充《本经》
新修本草（唐本草）	苏敬等	唐(659年)	844	我国第一部药典性官修本草，开创图文对照的先例
经史证类备急本草（证类本草）	唐慎微	宋(1082～1094年)	1746	综合性本草巨著，具有很高的学术价值和文献价值
本草纲目	李时珍	明(1578年)	1892	全面总结了中国16世纪以前的本草学成就，被誉为“中国古代百科全书”
本草纲目拾遗	赵学敏	清(1765年)	921	《本草纲目》的补充，具有重要的文献价值

19 世纪中期之后，西方医药学大量涌入中国，出现了中、西药并存的情况。民国期间，传统的中医药曾被全盘否定，但在医药工作者的努力下，中药仍得到发展。其中影响最大的便为陈存仁主持编写的《中国药学大辞典》，收录词目约 4300 条，是中医药发展史上第一部大型中药学辞典。新中国成立后，党和政府制定了一系列方针政策，促使中医药得到前所未有的发展。其中最能反映本草学成就的，有《中华人民共和国药典》、《中药志》、《中药大辞典》、《全国中草药汇编》、《中华本草》等。《中华人民共和国药典》自 1953 年第一部药典出版以来经过多次修订，已出版过九部，目前每 5 年修订一次，最新版本为 2010 年版。《中华本草》1999 年第 1 次出版，是由国家中医药管理局主持、南京中医药大学总审定、全国 60 多所单位 500 余名专家历时 10 年完成的本草巨著。全书共 34 卷，前 30 卷是中药，后 4 卷是民族药，全书共收载药物 8980 味。《中华本草》全面总结了中华民族 2000 多年的药学成就，集中反映了 20 世纪中药学的发展水平。

第二节　中药学

中药学是在中医药理论指导下，研究中药基本理论和各味中药的来源、产地、采集、性能、功效及临床应用等知识的一门科学，是祖国医药学的一个重要组成部分。

一、中药的性能

中药性能又称药性，是中医药理论对中药作用的性质和功能的高度概括，是在长期的医疗实践中总结积累起来的。中药性能是中药理论的核心内容，主要包括四气、五味、升降浮沉、归经、毒性等内容。

中药之所以能够扶正固本，祛除病因，是通过药物的偏性，纠正机体阴阳偏胜偏衰，使其恢复到阴平阳秘的正常状态，即“以偏纠偏”。中药是中医防治疾病的主要工具，中药性能是连接中医和中药的桥梁和纽带。

（一）四气

四气又称四性，是指药物寒、热、温、凉四种不同的药性，是药物作用定性的概念。

中药的药性是通过药物作用于机体所发生的反应总结出来的，是与所治疾病的寒热性质相反的。凡是能够减轻或消除热证的药物，属于寒性或凉性，如石膏对于胃火牙痛、黄芩对于肺热咳嗽等热证具有清热泻火作用，表明这两种药物具有寒凉之性；凡是能够减轻或消除寒证的药物，属于热性或温性，如附子、干姜对于脉微欲绝、四肢厥冷等寒证具有回阳救逆、温中散寒作用，表明这两种药物具有温热之性。所以，寒凉性的药物一般具有清热、泻火、解毒、凉血等作用，用于治疗热证；温热性的药物一般具有温里、散寒、补火、助阳等作用，用于治疗寒证。

寒凉属阴，温热属阳。寒与凉，温与热，只是程度上的差别。此外，还有平性，是指药物寒热偏性不明显，作用比较平和，如山药。

临床用药的一般原则是“疗寒以热药，疗热以寒药”（《神农本草经·序例》），即针对疾病的寒热性质选择药性相反的药物。反之，若热证用热药，寒证用寒药，则会助邪伤正，产生不良后果。

（二）五味

五味是指药物辛、甘、酸、苦、咸五种不同的药味，是药物作用定能的概念。此外还有淡味和涩味，一般认为“淡附于甘”“涩附于酸”，所以仍称为“五味”。

表2－2　五味的作用特点

五味	功效特点	药物实例
辛	能散、能行	
	发散，治疗表证	解表药，如麻黄、桂枝、薄荷等
	行气、活血，治疗气滞血瘀证	行气药，如陈皮、香附等；活血药，如川穹、红花等
甘	能补、能和、能缓	
	补虚，治疗虚证	补虚药，如人参、黄芪、当归、熟地、鹿茸等
	和中，调和药性	如甘草、大枣等
	缓急止痛，治疗疼痛证	如甘草、饴糖等
淡	渗湿利水，治疗水肿、小便不利等证	利水渗湿药，如茯苓、猪苓、泽泻等
酸	能收、能涩	
	收敛固涩，治疗体虚多汗、久泻久痢、遗尿尿频等滑脱证	收涩药，如乌梅、五味子、石榴皮等
涩	收敛固涩，同酸味药	如牡蛎、龙骨等
苦	能泄、能燥	
	通泄、降泄和清泄，治疗便秘、气逆和火热上炎等证	泻下药，如大黄、番泻叶等；止咳平喘药，如杏仁、枇杷叶等；清热泻火药，如黄芩、黄连等
	燥湿，治疗水湿之证	芳香化湿药，如苍术、厚朴等；清热燥湿药，如黄连、黄柏等

（续表）

五味	功效特点	药物实例
咸	能软、能下	
	软坚散结，治疗瘰疬、瘿瘤等	如昆布、海藻等
	泻下，治疗便秘	如芒硝

中药五味的确定，一是反映了药物的真实滋味，如干姜味辛，大枣味甘，乌梅味酸，黄连味苦，芒硝味咸；二是药物的功效，将中药的滋味与功效联系起来，并用味来阐释药物的功效。随着中药知识的积累，人们发现某些中药的功效并不能用其口尝之味来解释，便通过中药的功效来反推其味，如知母的甘味、磁石的咸味。

每一种药物都具有气和味，四气和五味分别从不同角度说明药物的功效，二者合参才能较全面地认识药物的功效。例如，生姜与薄荷都有辛味，辛能发散，均能发散表邪，但生姜性温，能发散风寒；薄荷性凉，能疏散风热。又如黄芩与浮萍同为寒性，均能清解热邪，但黄芩苦寒，能清热燥湿；而浮萍辛寒，能发散风热。由此可见，药物的气与味不同，其功效也不同。一种药物只有一种药性，可有一种或多种药味。气味相同，则功效相近；气味相异，则功效不同。只有把药味的性味与其他性能结合起来，才能全面而准确地使用药物。

（三）升降浮沉

升降浮沉是指药物在人体内作用的趋向性，是药物作用定向的概念。升指向上升提，降指下行降逆，浮指向外发散，沉指收敛或泄利。

临床上不同的疾病可表现出不同的病理趋向，如呕吐、咳喘表现为向上，泻痢、崩漏、脱肛、子宫脱垂表现为向下，发热、自汗、盗汗表现为向外，表证不解、麻疹内陷表现为向内。针对病情选用药物，能改善或消除这些病证。升浮类药物能上行向外，具有发表、升阳、祛风、散寒、涌吐、开窍等作用，主要用于治疗病位在上、在外，病势下陷的病证。如黄芪、升麻能升举阳气，治疗脱肛、胃下垂等气虚下陷等病证，具有升的作用；麻黄、桂枝能发汗解表，治疗外感风寒表证，具有浮的作用。沉降类药物能下行向内，具有清热、泻下、利水、重镇安神、降逆止呕、收敛固涩、止咳平喘等作用，主要用于治疗病位在下、在里，病势上逆的病证。如牡蛎、石决明能平肝潜阳，治疗肝阳上亢之头痛、眩晕，具有降的作用；大黄、芒硝能泻下通便，治疗里实便秘之证，具有沉的作用。

药物的升降浮沉特性与其性味、质地相关联。通过炮制和配伍，也可在一定程度上改变药物原有的作用趋向。如酒炒则升，姜汁炒则散，醋炒则收敛，盐水炒则下行。故李时珍说："升降在物，亦在人也"。

（四）归经

归是药物作用部位的归属，经是人体脏腑经络的概称。归经指中药对人体脏腑经络的选择性作用，是药物作用定位的概念。

归经是以脏腑、经络理论为基础，通过临床疗效而确定的。如肺经病变常见咳喘、胸闷，可用杏仁治疗，说明它归肺经。掌握了药物的归经，可增强用药准确性，提高临床疗效。如引起头痛原因很多，疼痛部位各有不同，太阳经头痛用羌活，阳明经头痛用白芷，少阳经头痛用柴胡，厥阴经头痛用吴茱萸，少阴经头痛用细辛。

药物的归经只是药物性能的一个方面，临床应用时必须与药物的四气五味、升降浮沉等药性理论结合起来，全面分析疾病特点和患者的具体情况，才能指导临床合理用药。

此外，归经所依据的是用药后的机体效应所在，而不是指药物成分在体内的分布，勿将中医脏腑经络定位与现代医学的解剖部位混为一谈。

你知道吗

生姜妙用

生姜是较好的保健食品，民间流传着很多关于生姜的谚语，如"一杯茶，一片姜，驱寒健胃是良方"，"早上三片姜，胜过饮参汤"。说明吃生姜具有温中暖胃，祛病养生的作用。汉代张仲景用生姜止呕达25方之多，古人称"姜为呕家圣药"。明代李时珍，有两点妙用生姜：一是用鲜生姜捣汁和黄明胶熬贴风湿痛，对缓解疼痛有效；二是，凡早行、山行时，口中宜含生姜一块，不犯雾露清湿之气及山岚不正之邪。

北宋著名文学家苏东坡在《东坡杂记》中记述了一则趣闻：钱塘净慈寺有一位僧人，虽年逾八旬，却鹤发童颜，精神矍铄。苏东坡问他，僧人告之，每天连皮嫩姜温水送服，坚持40余载。早在春秋战国时期，孔子就认识到食用生姜有延年益寿的功效，他认为，姜能通神明，去秽恶，故不撤。在当时，孔子饱尝战祸却活了

73岁,可能与孔子一生中重视食用生姜有密切关系。

(五)毒性

中药的毒性有广义和狭义之分。

广义的毒性指药物的偏性,古人认为药物之所以能祛除病邪,就是因为其具有某种偏性,这种偏性就是它的"毒性"。西汉之前将"毒药"作为一切药物的总称。"医师常政令,聚毒药以供医事"(《周礼》)中提到的毒药就是药物。

狭义的毒性指药物的毒性,即药物对机体所产生的损害性,反映了药物作用的安全性。有毒的药物一般都具有毒性作用,如乌头、马钱子、芫花等,标明有毒的药物,用之不当,即可对人体产生毒害。

中药的副作用不同于毒性,副作用是指在常用剂量即治疗剂量时出现的与治疗需要无关的不适反应,一般较轻微,对机体损害不大,停药后可逐渐消失。

正确认识中药的毒性,对临床合理用药,保证用药安全具有重要的指导意义。

首先,正确认识中药毒性的含义。不管是广义的毒性还是狭义的毒性,中医药界都不否认中药的毒性问题,明确指出毒性是中药性能之一。

其次,正确认识中药中毒的原因。我国古代就对中药毒性有了客观的认识,并指出毒性药物的使用注意和禁忌。严格按照使用方法用药,一般不会出现严重的中毒反应。如果使用不当,可能引起中毒反应,甚至出现严重毒性,致人死亡。出现中毒的原因,主要有药物、患者和诊疗等因素,包括品种混乱、炮制不当、管理不当、配伍不当、个体差异、用法不当等。

最后,正视中药毒性。严格把控中药采集、加工、流通、应用等环节,通过严格采购、规范炮制、安全性试验和合理应用等手段,避免中药中毒,减轻毒性反应。

二、中药的产地与采集

(一)中药的产地

中药的生长和分布与自然条件和生长环境密切相关,特别是由于自然地理状况的不同,水土、气候、日照、水质等生态环境各地有所差别。这种差别是造成药材品种和质量产生差异的主要原因。因此,中药不论是产量还是质量,都有一定的地域性。中药的产地不同,其临床疗效也存在差异。

在长期的医疗实践过程中,前人通过长期的使用、观察和比较,了解到各个地区所生产的特定药材，其疗效确比其他地区所产者质量高、疗效好，从而形成了道地药材的观念。如吉林的人参、山东的阿胶、四川的黄连、广东的陈皮、河南的地黄、宁夏的枸杞、甘肃的当归、云南的茯苓等。但道地药材并不是一成不变，例如环境变化使上党人参绝灭，东北人参成为道地药材；北沙参原产于山东即墨，现被山东莱阳沙参所代替。

随着中医药事业的不断发展，中药需求量日益增加，各地野生的道地药材出现供不应求的局面。因此，在不影响药效的前提下，也可进行药材的引种栽培和药用动物的驯养。目前我国已在药材的异地引种和动物驯养方面取得了一定的成就。如天麻原为野生，现已能人工种植；西洋参原依靠进口，现在东北、华北等地大量引种成功；鹿茸、牛黄也通过人工培育而获得。我国在 2002 年 6 月 1 日颁布实施了《中药材生产质量管理规范》(GAP)，对中药材生产进行严格管理，多个地区按照规范标准建立了中药材生产基地，如山东平邑金银花生产基地，河南宛西山茱萸生产基地，这在一定程度上解决了部分药材的供求矛盾。总之，对于中药的产地，既要注重道地药材的生产，又要确保引种药材的原有性能和功效。

根据我国中药资源的分布，将药材 10 大道地产区介绍如下：

1. 关药产区

通常指东北地区出产的道地药材。如人参、鹿茸、防风、细辛、五味子、关木通、刺五加、黄柏、知母、龙胆、蛤蟆油等。

2. 北药产区

通常指河北、山东、山西等省和内蒙古自治区中部和东部等地区出产的道地药材。如北沙参、山楂、党参、金银花、板蓝根、连翘、酸枣仁、远志、黄芩、赤芍、知母、枸杞子、阿胶、全蝎、五灵脂等。

3. 怀药产区

通常指河南境内出产的道地药材，如著名的“四大怀药”怀地黄、怀山药、怀牛膝、怀菊花，以及银花、茯苓、红花、全蝎等。

4. 浙药产区

包括浙江及沿海大陆架生产的药材，以“浙八味”为代表的道地药材，如白术、杭白芍、玄参、延胡索、杭菊花、杭麦冬、山茱萸、浙贝母等。

5. 江南药产区

包括湘、鄂、苏、皖、闽、赣等淮河以南省份所产药材。如安徽亳菊、滁州滁菊、歙县贡菊、铜陵牡丹皮、苏薄荷、茅苍术、蟾酥、建泽泻、建厚朴、闽西乌梅、清江枳壳、大别山茯苓、襄阳山麦冬、京山半夏、平江白术、沅江枳壳、湘乡木瓜等。

6. 川药产区

泛指四川、重庆所产道地药材。四川、重庆所产药材近千种,居全国第一位。川产珍稀名贵药材有麝香、冬虫夏草、川黄连、川贝母、熊胆、天麻等。川产大宗道地药材有川麦冬、川白芍、川牛膝、川黄柏、川芎、附子、川木香、川大黄、川枳壳、川杜仲、川厚朴、巴豆、使君子、明党参等。

7. 云、贵药产区

包括云南、贵州所产的药材。云药包括槟榔、儿茶、云茯苓、云木香、冬虫夏草等;贵药有天麻、杜仲、天冬、吴茱萸、雄黄、朱砂等。

8. 广药产区

广药又称"南药",系指广东、广西南部及海南、台湾等地出产的道地药材。槟榔、砂仁、巴戟天、益智仁是我国著名的"四大南药"。广东新会的广陈皮,德庆的何首乌,广西防城的肉桂、罗汉果和蛤蚧都是著名道地药材。台湾的樟脑曾垄断世界市场。

9. 西药产区

指"丝绸之路"的起点西安以西的广大地区、包括陕甘宁青新及内蒙古西部所产的道地药材。甘肃主产当归、大黄、党参;宁夏主产枸杞子、甘草、黄花;青海盛产麝香、马鹿茸、川贝母、冬虫夏草、肉苁蓉;新疆盛产甘草、紫草、阿魏、麻黄、大黄、肉苁蓉、马鹿茸等。内蒙古南部是黄芪的商品基地。甘草、麻黄、肉苁蓉、锁阳、新疆紫草、伊贝母等为本地区大宗道地药材。

10. 藏药产区

指青藏高原所产道地药材。本区野生道地药材资源丰富,有川贝母、冬虫夏草、麝香、鹿茸、熊胆、牛黄、胡黄连、大黄、天麻、秦艽、羌活、雪上一枝蒿、甘松等。冬虫夏草、雪莲花、炉贝母、西红花习称"四大藏药"。

(二)中药的采集

中药防病治病的物质基础是其所含有的有效成分,有效成分的质和量与中药的采集时间和方法有十分密切的关系。中药的采集,原则上在有效成分的含量高而药用部分产量也相对较高的时期。《千金翼方》中记载:"夫药采取,不知时节,不依阴干暴干,虽有药名,终无药实,故不依时采收与朽木不殊,虚费人工,卒无裨益。”可见,中药的采集应科学把握,以保证药材质量,确保临床疗效。

1. 植物类药材的采集

(1)全草类药材　通常在植株充分生长、枝叶茂盛的花前期或刚开花时采集。有的仅割取地上部分,如青蒿、薄荷、益母草等;有的全草入药,则连根拔起,如细辛、车前草、蒲公英、紫花地丁等。

(2)叶类药材　通常在花蕾将开或正盛开时采收。如艾叶、荷叶、枇杷叶等。个别叶类药材的采集有特殊要求,如桑叶须在初霜后采收,银杏叶多在深秋落叶时采收,而番泻叶则须采摘嫩叶。

(3)花类药材　有的在花盛开时采收,如旋覆花、菊花等;有的采摘花蕾,如辛夷、丁香、金银花等。红花则在花冠由黄变红时采收最佳。

(4)果实和种子类药材　果实类药材多在果实成熟或接近成熟时采摘,如山楂、枸杞等。少数药材用未成熟的幼果,如青皮、枳实、乌梅等。种子类药材,应在果实尚未完全成熟时采集,如小茴香、决明子等。

(5)根和根茎类药材　以阴历二、八月为佳。早春二月,新芽未萌;深秋时节,多数植物的地上部分停止生长,营养物质多贮存于地下部分,有效成分含量高,药材质量好,如天麻、葛根、大黄、玉竹等。少数根类药材例外,如半夏、延胡索、太子参等以夏季采收为宜。

(6)树皮和根皮类药材　树皮药材通常清明至夏至间采集。此时植物生长旺盛,皮部与木质部易于剥离,且伤口较易愈合。如黄柏、杜仲、厚朴、秦皮等。根皮药材多在秋后采剥,如牡丹皮、桑白皮、五加皮等;或春秋两季采剥,如白鲜皮、地骨皮等。

2. 动物及矿物类药物的采集

动物、虫类药材多在春、夏、秋三季,如全蝎、斑蝥、土鳖虫等。鹿茸需在清明后角化前采集,桑螵蛸应在虫卵孵化成虫之前采集。驴皮应在冬至后剥取,皮厚质佳,所制阿胶质量较好。牛黄等结石类药材,则在屠宰时随时收取。

矿物类药材可随时采集。

三、中药的炮制

炮制指依据中医药理论,按照药物自身性质和临床需要,在应用前或制成各种剂型前必要的加工处理过程,包括对原药材进行一般的修治整理和部分药材的特殊处理。古代又称炮炙、修事、修治等。经加工炮制后的中药习称“中药饮片”。

陈嘉谟在《本草蒙筌》中指出:“凡药制造,贵在适中,不及则功效难求,太过则气味反失。”

中药种类繁多,成分复杂,炮制是否得当对保障药效、用药安全、便于制剂和调剂都具有十分重要的意义。

(一)中药炮制的目的

1. 降低或消除药物的毒副作用,保证用药安全

如川乌、草乌、附子、半夏、马钱子等生品内服易中毒,经甘草、黑豆煮后则毒性大大降低;巴豆泻下作用剧烈,常去油取霜用。

2. 增强药物作用,提高临床疗效

如酒炒川芎,能增强活血作用;醋制延胡索、香附,能增强止痛作用;姜汁炙黄连、竹茹,能增强止呕作用;蜜炙款冬花、紫菀,能增强润肺止咳作用。

3. 改变药物的性能或功效,使之更适合临床需要

如生地黄长于清热凉血,若制成熟地黄则以补血见长;何首乌生用能泻下通便,用黑豆汁拌蒸成制首乌后而滋补肝肾。

4. 改变药物的某些性状,便于贮存和制剂

如莱菔子等种子类药材经蒸、炒、燀等加工处理,以消除种子发芽能力;黄芩等含苷类成分的药材,在贮存前需加热处理,达到杀酶保苷的目的。

5. 纯净药材,保证用量准确

如植物药的根茎和根应除去泥沙和杂质;蝉蜕去头足;枇杷叶要刷去毛等。

6. 矫臭矫味,便于服用

如醋制五灵脂;酒制乌梢蛇;麸炒僵蚕等,都是为了矫正其不良气味,以便于患者服用。

(二)中药炮制的方法

中药的炮制方法源于古代,经过不断的医疗实践,逐步充实丰富起来,主要有修治、水制、火制、水火共制等方法。

1. 修治

修治包括纯净处理、粉碎处理和切制处理。纯净处理采用挑、拣、簸、筛、刮、刷、撞等方法,去除灰屑杂质和非药用部分;粉碎处理采用捣、碾、研、磨、镑、锉等方

法，使药材粉碎，便于服用或制剂；切制处理采用切、铡等方法，利于干燥、贮藏和调剂。

2. 水制

用水或其他液体辅料处理药材的方法。常用的有漂、洗、淋、泡、润、水飞等，主要使药材清洁、软化，便于切制。如紫河车漂去腥味，酒洗润当归，水淋润荆芥，姜汁浸润厚朴等。针对矿物类、甲壳类药材的制粉，水飞法是制备极细粉的有效方法，如水飞朱砂、水飞炉甘石等。

3. 火制

用火加热处理药材的方法，是一类使用最广泛的炮制方法。常用的有炒、炙、煅、煨、烘焙等。不加辅料炒即清炒法，可分为炒黄、炒焦、炒炭，如炒决明子、焦山楂、地榆炭等；加固体辅料如麸、米、土等同炒即为合炒法，如麸炒枳壳、米炒斑蝥、土炒白术等；炙法是将药材与液体辅料拌炒，如酒炙川芎、蜜炙百部、醋炙香附、盐水炙杜仲、姜汁炙半夏等；煅法可使药材质地松脆，有效成分易于煎出，如煅石膏；烘焙可使药材干燥，如焙水蛭、焙蜈蚣等。

4. 水火共制

常用的有蒸、煮、熚、淬等方法。如酒蒸大黄后泻下作用减弱，活血作用增强；水煮川乌后毒性降低，可供内服；熚法主要用于种子类药物的去皮，如桃仁、杏仁去皮；淬法能使药材酥脆，如醋淬自然铜、鳖甲等。

5. 其他制法

包括制霜、发酵、发芽等。如巴豆霜、西瓜霜、神曲、淡豆豉、麦芽、谷芽等。

四、中药的鉴定

中药的鉴定是依据国家药典和有关政策法规，利用传统的鉴别方法和现代分析技术对中药进行综合性评价，包括真实性、纯度和品质优良度的检定，以保证临床用药的安全性和有效性。中药种类繁多，同名异物、同物异名的现象普遍存在；在中药流通以及临床应用过程中，常常会发现以假冒真或掺伪的情况，尤其在贵重中药中发现较多，因此开展中药的鉴定研究，进行品种整理，制定中药质量标准，对保证中药品种的真实性和中药品质，具有非常重要的意义。

中药的鉴定一般包括来源鉴定、性状鉴定、显微鉴定和理化鉴定等。

对于中药的鉴定，必须注意供检定用样品的代表性。

（一）来源鉴定

来源鉴定，是应用植（动）物分类学的知识，对中药来源进行鉴定研究，确定其学名和药用部位，以保证应用品种的准确性。这是中药鉴定的基础。进行来源鉴定，必须有完整的原植物标本，仔细观察植物体各部分的形态，特别是花、果实、种子的形态特征；再根据标本，查阅《全国中草药汇编》、《中药鉴别手册》、《中国高等植物图鉴》等参考资料及《植物分类学报》等有关杂志。对于难以确定的标本可核对模式标本或请有关分类学专家协助鉴定。

（二）性状鉴定

性状鉴定是利用人体的感觉器官眼、手、鼻、口等通过看、摸、闻、尝以及水试、火试等方法对中药的形状、大小、色泽、表面特征、质地、断面特征以及气、味等作为依据来鉴定中药的方法。

性状鉴别主要观察完整的中药及饮片，我国中医药工作者在长期的工作实践中积累了丰富的鉴别经验，如野山参有“芦长碗蜜枣核艼，紧皮细纹珍珠须”，党参有“皮松肉紧狮子盘头”，海马外形为“马头蛇尾瓦楞身”，大黄断面髓部有“星点”，何首乌断面有“云锦花纹”，黄芪断面有“金井玉栏”、“菊花心”，粉防己断面有“车轮纹”，苍术断面有“朱砂点”等，形象地描述了各种中药的特征。

（三）显微鉴定

显微鉴定是利用显微镜对中药内部的组织、细胞或内含物等特征进行鉴别的方法，是中药鉴定的重要手段之一。适用于性状鉴定不易识别的中药，性状相似不易区分的破碎中药、粉末中药及用粉末中药制成的中药制剂的鉴定。

进行显微鉴定，首先要根据观察的对象和目的，制作不同的显微片，一般用徒手、滑走或石蜡切片，也可将中药制成粉末装片观察。然后，根据根类、根茎类、茎藤类、木类、皮类、叶类、花类、果实类及种子类中药的不同显微特征进行鉴定。

当前扫描电子显微镜也已成为应用于各类中药鉴定的新的手段。

（四）理化鉴定

理化鉴定是利用物理的、化学的或仪器分析的方法，对中药及其制剂中所含主要化学成分或有效成分进行定性和定量分析，以此来鉴定中药品质优良的一种方法。当前，随着中药中有效成分研究的深入和现代仪器分析技术的发展，使各种色谱和光谱技术应用于中药的鉴定，如用荧光法、分光光度法鉴定和分析中药的质量;用薄层扫描法、气相色谱法和高效液相色谱法对中药中某种成分进行定量分析等。

现今,DNA分子标记技术也逐步应用到中药的鉴定领域。DNA分子标记鉴定是指运用DNA分子标记技术对中药及其制剂进行基原物种的鉴定,具有特异性强、稳定性好、准确度高等特点。DNA分子标记鉴定是中药鉴定在方法学上的重大突破。

第三节　天然药物化学

一、天然药物化学的研究内容

天然药物是药物的重要组成部分,天然药物能够防病治病,必然有它的物质基础,即有效成分。天然药物化学就是应用现代科学理论、方法和技术,研究天然药物中有效成分的一门学科。其研究内容主要包括天然药物中各类有效成分的结构特点、理化性质、提取分离方法与结构鉴定方法等。

天然药物化学成分极其复杂,一种天然药物往往含有多种类型的成分。根据实践经验,通常将天然药物中所含有的化学成分分为有效成分、有效部位和无效成分(杂质)。

所谓有效成分,是指具有生物活性的单体化合物,能用分子式和结构式表示,具有一定物理常数。而如果具有生物活性的是一混合物而不是单体化合物,如总生物碱或总黄酮的某一大类成分,则一般称为有效部位。与有效成分共存于同一植物中的其他成分则视为无效成分。如中药甘草中含有甘草酸等多种皂苷以及淀粉、纤维素和草酸钙等成分,甘草酸具有抗炎、抗过敏、治疗胃溃疡等作用,被认为是甘草的代表性有效成分,而淀粉、纤维素、草酸钙等则视为无效成分,在生产加工过程中应除去这些无效成分,以得到有效成分。而且在以中药甘草为原料的制剂中,应以有效成分甘草酸为基准物质进行质量控制。

但必须强调:

第一,一种中药可能有多种临床应用,有效成分可能是一个,也可能是多个。如中药阿片,其中的吗啡生物碱具有镇痛作用;可待因具有止咳作用;罂粟碱具有抑制平滑肌痉挛的作用。这三个不同作用的有效成分,分别代表了阿片的临床用途。

第二,有效成分和无效成分的划分不是绝对的。如鞣质,在多数中药中作为无效成分,但在地榆、五倍子等中药中,因其具有收敛止血、抗菌消炎的作用,被认为是有效成分。另外,有些过去认为是无效的成分,现也发现了它们的生物活性,如人参多糖、黄芪多糖有较好的增强免疫作用;天花粉蛋白具有引产活性,可作为计划生育用药。

二、天然药物化学在药学领域的地位和作用

(一)开辟药源,促进新药开发

天然药物防病治病的物质基础是它的有效成分,当药用资源缺乏时,我们可根据天然药物中有效成分的化学结构和理化性质,在相同科、属或其他科、属植物中寻找此成分,从而开辟新的药用资源。如最初从毛茛科黄连中发现的小檗碱具有抗菌消炎作用,因黄连生长缓慢而资源有限,根据小檗碱的结构特点和理化性质,发现小檗科的三颗针、芸香科的黄柏等植物中也含有这种成分,现在三颗针已成为提取小檗碱的主要原料。一般来讲,根据植物亲缘关系来寻找新药和扩大药源,已被证实是一条行之有效的途径。

开发天然药物有效成分的另一途径,就是按照有效成分的结构特点进行人工合成和结构修饰,以扩大药源。现今,人工合成生产天然药物有效成分的例子很多,如麻黄中的麻黄碱、黄连中的小檗碱、天麻中的天麻苷、紫杉中的紫杉醇等,都已用人工合成的方法取得。青蒿素是我国科学家从黄花蒿植物中分离得到的抗恶性疟疾的药物,后经结构修饰,相继合成双氢青蒿素、蒿甲醚和青蒿琥珀酸单酯,已有多种制剂用于临床,为人类作出了巨大贡献。

(二)控制天然药物及其制剂的质量

天然药物防治疾病的作用与其有效成分的含量有关,而有效成分又受品种、产地、采集时间、加工方法等因素影响而变化。只有掌握了天然药物的有效成分,才能通过含量测定的方法控制天然药物及其制剂的质量。如人参中人参皂苷的含量,以生长6~7年者最高;丹参中丹参醌的含量最高是在7月份。通过研究有效成分的含量随时间的变化规律,可保证药物的临床疗效。又如中药银黄口服液是由金银花、黄芩两味中药制备而成的,其主要有效成分分别为绿原酸、黄芩苷,因此

可用高效液相色谱法测定绿原酸和黄芩苷的含量，以控制银黄口服液的质量。

（三）改进传统药物剂型，实现剂型现代化

中药传统剂型如丸、散、膏、丹、汤剂等在给药途径、质量控制、临床疗效等方面已不能完全适应现代医学的需要，正逐渐被现代新剂型所代替，颗粒、胶囊、片剂，特别是薄膜衣片、口服液、注射剂等剂型呈逐年上升趋势；同时还有新的中药膜剂、微型胶囊、滴丸、软胶囊等不断被研发出来。新剂型多具“三效”（高效、速效、长效）、“三小”（剂量小、毒性小、副作用小）、“五方便”（服用方便、携带方便、贮存方便、生产方便、运输方便）等特点。

（四）为中药炮制提供科学依据

中药炮制是中医药学中的传统制药技术。一种药物通过不同炮制可发挥多方面的功效，如生大黄泻下作用强、酒制大黄活血化瘀作用强、大黄炭用于体内外出血，故历代医家非常重视中药炮制。但传统炮制方法缺乏客观统一的标准，炮制品难以规范。通过研究中药炮制前后化学成分的变化，用现代技术对其进行定性定量分析，有助于阐明炮制原理，完善炮制方法和技术，以保证炮制品的质量。如黄芩传统炮制方法有冷浸和蒸煮两种方法，对有效成分黄芩苷进行分析：冷浸时，黄芩苷被同一植物中的酶水解成黄芩素，黄芩素易被氧化为醌式结构而显绿色，作用下降（过程如下所示）；蒸煮时，可破坏酶的活性，防止黄芩苷酶解，保证药物疗效。

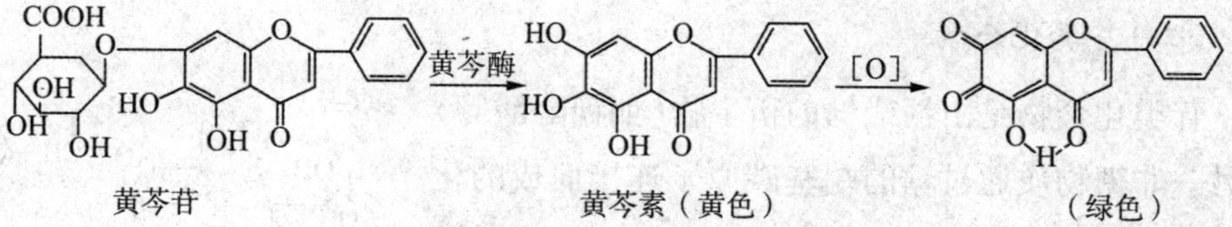

（五）探索天然药物防治疾病原理，推进中药现代化进程

我国是一个中药大国，中药材拥有量居世界之首，但不是中药强国。目前中药主要以原药材出口为主，中药成药或制剂在国际医药市场占有率不高，与之形成对比的是国外利用我国原药材生产的“洋中药”，在我国销售呈逐年增加趋势。究其原因，一是中药有效成分构成复杂，有许多因素都可能影响有效成分的质与量，现在难以弄清楚。二是由于作用物质不明，无法以有效成分为指标来控制中药的质量。中药的临床应用主要以复方用药，中药复方制剂是在中医辨证论治的指导下

配伍而成。中药复方的作用机制非常复杂,还有很多问题需要探索。要解决这些问题,天然药物化学知识的运用占有重要地位。天然药物化学已经在中药资源开发、中药材规范化种植、中药制剂工艺、中药质量控制及中药标准的制定等各个领域的研究中得到广泛的应用。

三、天然药物各类化学成分简介

(一)生物碱

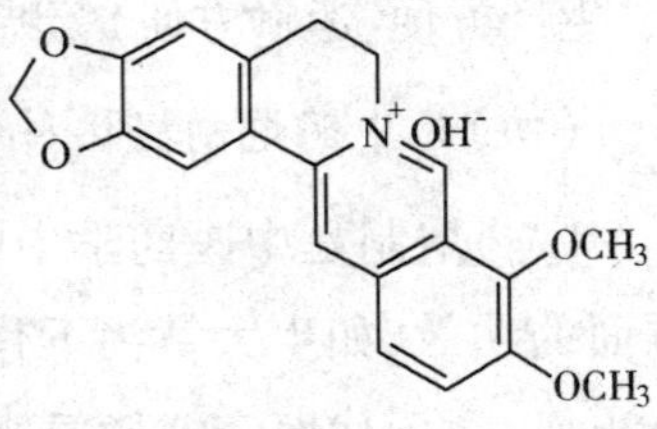

小檗碱

生物碱是天然药物中的一类含氮的有机化合物,不包括氨基酸、蛋白质和维生素。大多具有复杂的环状结构,具有显著的生物活性,是天然药物中重要的有效成分之一。生物碱大多具有碱性,能与酸结合成盐。游离生物碱能溶于三氯甲烷、乙醇、乙醚和苯等有机溶剂中,尤其在三氯甲烷中溶解度较好;生物碱盐易溶于水、乙醇,不溶或难溶于常见的有机溶剂。目前以植物中生物碱研究较多,如麻黄、黄连、乌头、三尖衫等。天然药物中生物碱含量一般较低,有少数含量较多的情况,如黄连中小檗碱含量高达8% ~9%,金鸡纳树皮中生物碱含量为10% ~15%,而长春花中的长春新碱含量只有百万分之一。许多生物碱为治病活性成分,如黄连中的小檗碱是黄连素的主要成分,具有抗菌消炎的作用;奎宁碱是解热药;三尖杉碱和长春花碱是治癌良药。

(二)苷类化合物

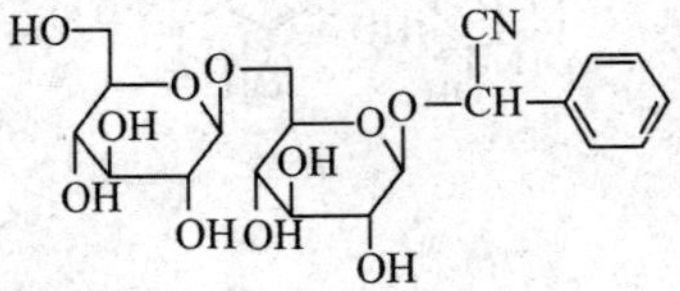

苦杏仁苷

苷类化合物是由糖或糖的衍生物(如糖醛酸等)与另一非糖物质通过糖的端基碳原子连接而成的化合物,其中非糖部分称为苷元,连接的原子称为苷键原子,连接的化学键称为苷键。苷类的溶解度与糖基的数目有密切关系,糖基增多,亲水性增大,其在水中的溶解度也增加。苷类按苷元结构分为黄酮苷、蒽醌苷、香豆素苷等;按在生物体内的存在形式分原生苷、次生苷;按苷键原子分为氧苷、氮苷、硫苷、碳苷。如苦杏仁中的苦杏仁苷水解后产生的氢氰酸具有镇咳作用;柳树皮和杨树皮中的水杨苷有解热镇痛作用。

（三）黄酮类化合物

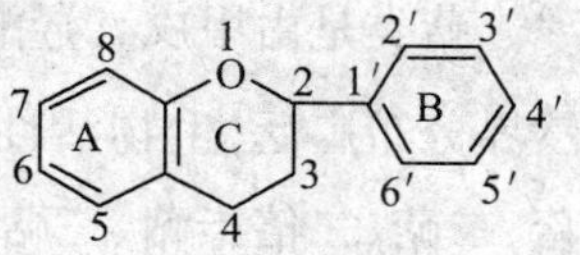
黄酮基本结构

黄酮类化合物泛指两个苯环通过中央三碳原子相互连接而成的一类化合物，具有 C6 - C3 - C6 骨架。在植物体内多数与糖结合成苷而存在，部分以游离态的苷元存在，因分子中具有酚羟基而显酸性。黄酮苷元一般难溶或不溶于水，可溶于乙醇、乙酸乙酯、乙醚等有机溶剂及稀碱液；黄酮苷易溶于热水和乙醇等亲水性有机溶剂。

约 20% 的中草药含有黄酮类化合物，如槐米中的芦丁、葛根中的葛根素、橙皮中的橙皮苷可降低血管脆性及异常通透性，用作高血压辅助治疗剂；水飞蓟素具有抗肝脏毒性作用，适用于急慢性肝炎、肝硬化、中毒性肝损伤；花色素多以苷的形式存在，是使植物器官呈现红、紫、蓝等颜色的色素。

（四）蒽醌类化合物

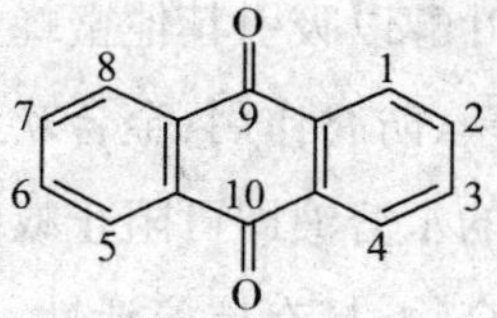
蒽醌基本结构

蒽醌类化合物是具有不饱和环二酮结构的有机化合物，是自然界的一类天然色素。天然蒽醌化合物的母核上常连有羟基、甲氧基或羧基，具有一定酸性，在植物体内以游离态和与糖结合成苷的形式存在。蒽醌苷元一般溶于苯、三氯甲烷、乙醚和乙醇，蒽醌苷类极性较大，易溶于热水和乙醇。

蒽醌及其衍生物是许多中药的有效成分，如大黄、何首乌、茜草、决明子、番泻叶等，其中代表药物大黄，其主要成分蒽醌类化合物，总含量为 2% ~5%，能泻下攻积、清热解毒、逐瘀通经、利胆退黄。

（五）香豆素类化合物

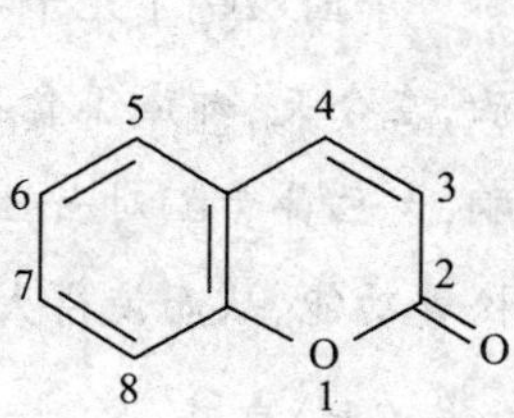
香豆素基本结构

香豆素类化合物是具有苯骈 α - 吡喃酮母核的一类化合物的总称。香豆素最早由香豆提取得到，因具有芳香气味而得名。游离香豆素可溶于热水，易溶于乙醇、三氯甲烷、乙醚等有机溶剂，香豆素苷则可溶于水和乙醇。香豆素以幼嫩的叶芽中含量最高。含有香豆素的中药如秦皮中的七叶内酯可治疗痢疾；补骨脂中的补骨脂素具有吸收紫外线，抗辐射作用；蛇床子素可治脚癣、湿疹、阴道滴虫等。

(六)萜类和挥发油类

萜类是由甲戊二羟酸衍生的分子式符合$(C_5H_8)_n$通式的衍生物的总称,在自然界分布广泛,生物活性多样。根据异戊二烯单位的数目将萜类分为单萜、倍半萜、二萜、二倍半萜、三萜和四萜等类型。如薄荷油、松节油、橡胶等都属于萜类。

挥发油主要组成是单萜、倍半萜及其衍生物,是一类可在常温下挥发,能随水蒸气蒸馏并具有芳香气味的油状液体的总称。挥发油不溶于水,可溶于石油醚、乙醚、二硫化碳等,在高浓度的乙醇中能全部溶解。

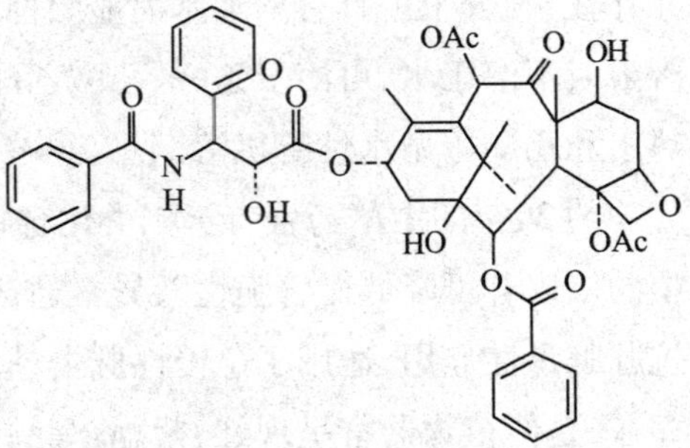
紫杉醇

香叶醇是一种开链单萜,是一种昆虫外激素,当蜜蜂发现食物时,便分泌出香叶醇以吸引其他蜜蜂;薄荷醇是一种环状单萜,存在于薄荷中,气味芳香凉爽,有杀菌、防腐作用;金合欢醇是一种链状倍半萜,是一种珍贵的香料,其十万分之一浓度的水溶液即可阻止蚊的成虫出现。紫杉醇是从红豆衫属植物中分离到的二萜类化合物,具有抗癌活性。

你知道吗

神奇的大豆

中国人吃了几千年的大豆,大豆在人们眼中主要用于制作饮料、豆制品和豆油,在今天,却成了食品工业的热点。经研究发现,大豆及其制品含有丰富的异黄酮,大豆异黄酮对女性雌激素具有双性调节的作用,具有抗衰老、抗癌、防止骨质疏松等功能,从而使得大豆及其制品,特别是含有大豆异黄酮的食品大受欢迎。

(七)皂苷

皂苷是存在于植物界的一类结构复杂的苷类化合物,它的水溶液经振摇可产生大量持久的肥皂样泡沫,多具有溶血特性。按其苷元结构可分为甾体皂苷和三萜皂苷两大类,多数皂苷极性较大,易溶于热甲醇、乙醇,在含水丁醇和戊醇中溶解度较好，故正丁醇常作为提取和萃取皂苷的溶剂。皂苷在中药中存在广泛，如人参、甘草、柴胡、桔梗中均含有皂苷。

四、天然药物化学成分的提取分离方法

天然药物化学研究是从有效成分的提取、分离工作开始的。然而天然药物种类繁多，有效成分各不相同，因此要灵活运用各种提取分离方法，以获取有效成分。

（一）天然药物化学成分的提取方法

天然药物化学成分通常使用的提取方法有：溶剂提取法、水蒸气蒸馏法和升华法，其中溶剂提取法应用最广。

1.溶剂提取法

溶剂提取法是指根据天然药物中化学成分的溶解性能，利用“相似相容”原理，选择适当溶剂和方法，将所需成分尽可能完全地从药材组织中提取出来的方法。常用溶剂可分为水、亲水性有机溶剂和亲脂性有机溶剂，其极性大小顺序排列如下：

水 > 甲醇 > 乙醇 > 丙酮 > 乙酸乙酯 > 三氯甲烷 > 无水乙醚 > 苯 > 石油醚

表 2－3　溶剂与被提取成分对照表

溶剂	被提取成分
石油醚	脱脂（脂类、色素、萜类等）
苯、乙醚、三氯甲烷、乙酸乙酯	萜和挥发油、生物碱、各种苷元
正丁醇	苷
乙醇、甲醇	蛋白质、多糖以外的各种成分
水	苷类、生物碱盐、鞣质、氨基酸、蛋白质、糖

溶剂提取的具体操作方法有：浸渍法、渗漉法、煎煮法、连续回流提取法、超声法。

表 2－4　溶剂提取各种操作方法比较

提取方法	溶剂	操作	提取效率	适用范围
浸渍法	水、稀醇	不加热	提取效率低	遇热不稳定成分
渗漉法	水、稀醇	不加热	效率高于浸渍法	遇热不稳定成分
煎煮法	水	直火加热	效率高于冷浸法	有效成分能溶于水且不易被热破坏的成分
连续回流提取法	有机溶剂	水浴加热	提取效率高	脂溶性成分
超声法	任何溶剂	超声	提取效率高	遇热不稳定成分

2. 水蒸气蒸馏法

水蒸气蒸馏法适用于具有挥发性、能随水蒸气蒸馏而不被破坏、不溶或难溶于水的成分的提取。天然药物中的挥发油、某些小分子物质如麻黄碱、牡丹酚等成分的提取可用水蒸气蒸馏法。

3. 升华法

升华法是指某些固体物质在低于其熔点的温度下,可直接由固体转化成蒸气,蒸气遇冷后又凝结成原来固体的性质,如水杨酸、苯甲酸、樟脑、咖啡因等。但天然药物成分可升华的种类有限,实际提取时很少使用。

(二)天然药物化学成分的分离方法

天然药物经提取、浓缩后得到的粗提物是一种混合物,需要综合利用各种分离方法经过反复的分离精制和纯化处理,才能得到所需成分或单体化合物。

1. 根据物质溶解度差别进行分离

(1)结晶和重结晶法是利用混合物中各种成分在溶剂中溶解度的差别,使所需成分以结晶状态析出,再进一步纯化处理,达到分离精制目的的分离方法。

结晶法的关键是选择合适的溶剂,理想的溶剂必须满足以下条件:不与结晶物质发生化学反应;对结晶物质热时溶解度大,冷时溶解度小,对杂质冷热均溶或均不溶;沸点适中。若无理想的单一溶剂时,可以考虑使用混合溶剂。

(2)溶剂分离法

①在提取液中加入另一种溶剂以改变混合溶剂的极性,使一部分物质沉淀析出,从而实现分离。如:水溶醇沉法除多糖、蛋白质等水溶性杂质;醇溶水沉法除树脂、叶绿素等脂溶性杂质。

②对酸性、碱性或两性有机化合物来说,通过加入酸、碱以调节溶液的 pH,改变分子的存在状态(游离型或解离型),从而改变溶解度而实现分离。如:酸溶碱沉法分离生物碱,碱溶酸沉法分离黄酮。

③在提取液中加入某种沉淀试剂使之生成沉淀,以获得有效成分或除去杂质的方法。如铅盐沉淀、雷氏铵盐沉淀等。

2. 利用物质在两相介质中的分配差异进行分离

(1)萃取法是利用混合物中各成分在两相互不相溶的溶剂中分配系数不同而实现分离的方法之一。萃取时各成分在两相溶剂中的分配系数相差越大,分离效果越好。

(2)色谱法是目前应用最广泛的分离纯化方法之一,具有样品用量少、分离效率高等特点。色谱法的原理是混合物中各成分在两相即固定相和流动相中的吸附、分配、电荷吸引及其亲和力不同,当这些物质随流动相移动时,它们在两相中反复进行分配,从而使各种物质得到分离。

表2－5　色谱法的分类

分类方法	色谱分类
按色谱原理分类	吸附色谱、分配色谱、离子交换色谱、凝胶色谱
按流动相状态分类	液相色谱、气相色谱
按操作形式不同分类	柱色谱、薄层色谱、纸色谱

天然药物化学成分种类繁多,应用时,可根据被分离化合物的性质和各种色谱法的特点,选择合适的色谱方法进行分离。一般情况下,硅胶或氧化铝吸附色谱常用于非极性成分的分离;分配色谱常用于极性较大成分的分离;离子交换色谱常用于酸性、碱性、两性成分的分离;凝胶色谱常用于分子量大小不同成分的分离。

你知道吗

紫杉醇的提取分离

紫杉醇是来源于植物的最引人瞩目的抗癌药物。尽管紫杉醇抗癌活性显著并广泛应用于临床,其生产仍严重受制于红豆杉属植物资源匮乏、原料中含量极低且含量不稳定等问题。紫杉醇在水中的溶解度很小,溶于氯仿、乙酸乙酯、乙醇和甲醇。紫杉醇一般采用乙醇或甲醇回流提取,然后用溶剂去除酯类,这种方法浸膏杂质多、生产成本高。也有人采用20%～50%乙醇—水回流法提取,再采用活性炭处理,可减少提取液中杂质的含量。回收溶剂后的浸膏采用氯仿—水或乙酸乙酯—丙酮进行溶剂萃取,萃取后的浸膏紫杉醇含量提高。进一步的分离可以采用硅胶、反相硅胶或凝胶柱色谱分离得到包括紫杉醇在内的各种紫衫烷类化合物。最后分离纯化需要使用氰基、苯基或其他特殊色谱柱,采用高效液相色谱制备技术才能得到高纯度的紫杉醇。

五、天然药物化学的发展历史及进展

(一)天然药物化学的发展历史

据国外文献记载,18 世纪后期,瑞典化学家舍勒运用酸碱化学反应从植物中分离得到酒石酸,是从天然药物中分离有机化学成分的开端。19 世纪初德国药师泽尔蒂纳从鸦片浸液中分离得到强镇痛成分吗啡,激起人们从植物中提取生物碱的热情。因此,吗啡的发现被认为是天然药物化学的开端。随着天然药物化学的逐步发展,吐根碱、士的宁、奎宁、咖啡因、小檗碱、莨菪碱等重要生物碱和瑞香苷、苦杏仁苷、甘草甜素和洋地黄毒苷等重要苷类化合物逐渐被发现,随后许多萜类、黄酮、香豆素、皂苷、甾醇等成分相继被发现,都极大地促进了天然药物化学的发展。

1952 年从蛇根木的根中发现具有镇静、降压活性的利血平,1954 年确定其结构,1956 年成功合成,标示着现代天然药物化学研究和兴盛的开始。1958 年美国科学家从长春花中分离出具有抑制肿瘤细胞微管聚合活性的长春碱,1961 年又分得长春新碱,分别于 1960 年和 1963 年作为抗肿瘤新药上市,1964 年确定结构。长春新碱的上市给制药企业带来了 3000 万美元的年销售收入。1966 年从喜树中发现具有抗肿瘤活性的喜树碱并确定其结构。1972 年从卵叶美登木果实中发现含量仅千万分之二的微量成分美登木碱,其抗癌活性强、毒性低,曾轰动全球。1969 年从短叶红豆杉的树皮中分离得到令人瞩目的抗癌药物紫杉醇,1971 年确定其化学结构。1992 年美国 FDA 批准其用于临床治疗对常规化疗无效的卵巢癌和乳腺癌,1996 年半合成的多烯紫杉醇获准上市,其毒性小于紫杉醇。

近代分离、分析和结构鉴定技术的发展,使天然药物化学研究得到迅猛发展。微量、痕量成分的分离已不成问题,复杂化学成分的结构鉴定技术已取得突破性进展。

我国天然药物化学研究始于 20 世纪 20 年代。我国天然药物化学先驱赵承嘏先生最先在北京协和医学院开始运用近代化学方法研究中草药,先后对延胡索、防己、贝母等 30 多种中草药进行研究,分离出多种生物碱,开发出我国第一个镇静药延胡索乙素(四氢巴马汀)并沿用至今。在最初的三四十年中,我国科学家在中草药有效成分和药理研究方面进行了艰难的开创性工作。

新中国成立后,天然药物化学处于一个重要的发展时期。20 世纪 50 年代 ~

80 年代，全国范围内进行的大规模“中药现代化”进程使我国天然药物化学研究领域出现空前的繁荣，先后研制出青蒿素、山莨菪碱、樟柳碱、联苯双酯等一批重要的天然创新药物，对我国创新药物的发展具有深远影响。20 世纪 80 年代后，我国天然药物化学进入蓬勃发展时期。研究力量和研究水平与国外基本相当，而天然药物的合成水平以及新技术、新方法研究等均较落后。我国天然药物化学工作者利用我国丰富的药用资源开发出麻黄碱、芦丁、洋地黄毒苷、咖啡因、小檗碱、粉防己碱等天然化学药物。通过仿制逐步减少对麦角新碱、秋水仙碱、阿托品、东莨菪碱、长春碱、长春新碱等药品的进口依赖，实现了自给自足；利用我国传统中草药研制出青蒿素、三尖杉碱、山莨菪碱、天麻索、靛玉红、齐墩果酸、石杉碱甲、川芎嗪等。

（二）天然药物化学的发展趋势

目前，天然药物化学仍处于蓬勃发展阶段。天然药物的分离纯化、结构鉴定、结构修饰和构效关系的研究，促进了活性天然化合物作用机制的研究；同时计算机与网络的广泛普及和多方位数据信息库的开发，使天然药物化学研究达到了前所未有的高度。

色谱、光谱和波谱技术的发展为微量、复杂天然化合物的分离纯化和结构鉴定提供了保障。色谱技术的发展极大地推动了复杂天然化合物的分离纯化进程，已成为天然药物化学研究中分离纯化的必要手段。天然药物的分离也从常规的溶剂分离、色谱分离向高效自动化方向发展，不但极大地提高了分离效率，而且使以前难以分离的水溶性和大分子成分以及复杂样品中的微量成分的分离成为现实。目前，高效液相色谱（HPLC）、离心分配色谱（CPC）、超临界流体色谱（SFC）等色谱技术已得到广泛应用；高分辨质谱（HRMS）、二维核磁共振谱（2D－NMR）及单晶 X 射线衍射结构分析方法已日趋普及。这些技术的普及应用为微量复杂天然化合物的结构鉴定提供了高效率的研究手段。以最早研究的吗啡为例，1804～1806 年发现，1925 年提出正确结构，1952 年人工全合成，总共用了约 150 年时间；而利血平从 1952 年发现，经结构确定到 1956 年完成人工全合成，只用了约 5 年时间。对于相对分子量高达 2680、共含有 64 个不对称碳原子的岩沙海葵毒素（分子式为 $C_{129}H_{223}N_3O_{54}$）的庞大分子，从 1974 年分离得到纯品（从 60 kg 原料中得到几毫克）到 1981 年确定其平面结构，前后才用了不到 10 年时间。若能得到良好的单晶，采用单晶 X 射线衍射的方法可在几天之内确定整个分子的化学结构。此外，色谱—波谱联用技术的发展为复杂混合样品的快速在线分离、分析创造了条件。

天然化合物全合成是天然药物化学与有机合成化学的交叉研究领域,对天然化合物的结构确定和解决活性化合物资源缺乏具有重要意义。近年来,借助酶催化反应的复杂活性天然化合物合成受到重视,尤其是关键步骤的合成反应。随着基因工程、重组 DNA 和酶克隆技术的发展,21 世纪酶催化反应在复杂活性天然化合物全合成中将得到更广泛的应用。

总之,现代天然药物化学的研究速度大大加快,研究水平迅速提高,研究深度和广度逐步加强。研究热点逐渐由主成分研究向微量、痕量成分研究,由小分子化合物向多糖、多肽等大分子化合物研究,由脂溶性成分向水溶性成分研究转变。天然药物化学必将为我国新药创制和中药现代化做出重要贡献。

(邵明辉)

第三章　药物化学

学习目标

掌握：

1. 药物化学的基本定义；

2. 药物化学研究的主要研究任务；

3. 新药研究与开发的基本过程；

4. 阿司匹林、吗啡、普鲁卡因、维生素C，氢化可的松、青霉素、硝苯地平的药理作用。

熟悉：

1. 药物化学研究的内容；

2. 新药研究的方法和技术手段；

3. 磺胺类、沙利度胺、西咪替丁的作用；

4. 阿司匹林、吗啡、普鲁卡因、维生素C，氢化可的松、青霉素、硝苯地平、磺胺类、沙利度胺、西咪替丁的发现经过。

第一节　药物化学研究的内容和任务

一、药物化学的定义

药物化学（Medicinal Chemistry）是关于药物的发现、发展和确证，并在分子水平上研究药物作用方式的一门学科。这是国际纯粹化学和应用化学联合会（IUPAC）给药物化学学科所下的定义，由此可以看出药物化学是建立在化学学科基础上，涉及生物学、医学和药学等各个学科的内容。

二、药物化学研究的内容和任务

(一)药物化学研究的内容

早期的药物化学以化学学科为主导,包括天然药物和化学药物的性质、制备方法和质量检测等内容。随着科技发展,天然药物化学、合成药物化学和药物分析等学科相继建立,现代药物化学则是化学学科与生物学科互相渗透为主要特征的一门综合性学科,涉及生物学、医学和药学等各个学科的内容,研究内容扩展到研究药物的化学结构与生物活性之间的关系(构效关系)、药物在生物体内的代谢过程,药物分子在生物体中作用的靶点以及药物与靶点结合的方式,并从分子水平上解析药物作用机制和作用方式,运用计算机辅助进行药物设计等,将研究与创制新药作为主要任务。药物化学已由早期的"化学—药学"简单模式发展成"化学—生物学—医学—药学"的复合模式。

综上所述,药物化学既要研究化学药物的结构、理化性质及其变化规律,又要研究药物的体内代谢、作用机制及构效关系。

(二)药物化学的任务

基于药物化学的研究对象和学科特点,其主要任务有如下三个方面:

1. 为有效利用现有化学药物提供理论基础

研究药物的化学结构与理化性质、化学稳定性、体内代谢、药效之间的关系及变化规律,可为药物的贮存与保管、剂型选择与制备、药物分析方法确立、临床合理用药及配伍、药物化学结构修饰等奠定必要的化学理论基础。因此,为有效利用现有化学药物提供理论基础是当前药物临床使用的需要,是药物化学的一项基本任务,也是高职高专药品类专业学生学习药物化学课程的主要任务。

2. 为化学药物的生产提供经济合理的方法和工艺

研究化学药物的合成原理和路线,选择和设计适合我国国情的生产工艺条件,提高合成设计水平,研制新原料、新试剂、新工艺和新技术是药物化学的一项基本任务。改进合成的路线和工艺,降低生产成本,获取更大经济效益是化学药物生产的中心环节。将药物化学研究成果运用于药物生产实践,现已形成药物化学一个新的分支学科——化学制药工艺学。

3. 寻求优良新药，不断探索研究开发新药的途径与方法

通过多种途径和方法来寻找、发现具有进一步研究开发前景的先导化合物(Lead Compound)，对其进行结构改造和优化，创造出疗效好、毒副作用小的新药是当今药物化学的首要任务。目前，创制新药的研究已经构成药物化学的一个重要分支学科——药物设计学。

三、药物化学与其他学科的关系

药物化学作为一门应用基础学科，同化学和生物学的各个分支学科有着密切的联系。近年来，计算机科学、量子化学、分子力学和数学也逐渐渗透到药物化学学科中来，并逐渐形成了各自的独立学科——化学信息学、生物信息学、药物设计学。下表列出了药物化学的相关学科。

表 3-1　药物化学相关学科分类列表

化学类	生物类	其他
有机化学、无机化学、分析化学、物理化学、量子化学和物理有机化学等	生理学、病理学、药理学、毒理学、生物化学、分子生物学、结构生物学、分子药理学、药物代谢动力学等	X 射线结晶学、计算化学、计算机图形学、化学信息学、生物信息学、药物设计学等

通过借鉴或直接应用有机化学的结构理论和反应机理，对讨论药物小分子和有机体内生物大分子间相互作用和分析其构效关系，往往可以得到满意的解释。应用量子化学计算药物分子的轨道参数、能量和电荷密度，物理化学和物理有机化学涉及的能量过程和分子的结构参数，已成为药物分子化学结构的重要表达方式。

药理学、毒理学和药物代谢动力学，为评价药物的活性、安全性和在体内的处置过程提供动物模型、试验方法和数据，得出量效关系和时效关系，可推断药物作用的化学本质和作用机理。分子药理学和分子生物学，则从分子水平上研究药物的作用与过程，解析药物与受体部位的相互作用。通过药物小分子与机体内生物大分子(酶、蛋白、核酸等)的化学或物理化学反应，提示药物产生效应(活性和毒性)的微观过程，以把握受体部位的理化环境和拓扑结构，以及与药物的相互作用本质。生理学和病理学，提示机体正常组织与器官同病态的组织器官之间的结构与功能的变化和差异，这种差异为合理地设计新药，尤其是研制具有特异选择性作

用的新药，提供了生理学和生物化学依据。

计算机辅助药学研究（CADR）是近期发展起来的新技术，将构效关系的研究和药物设计提高到了新的水平。定量构效关系和其他多元统计方法精确地提示药物分子影响药效学和药物代谢动力学性质的结构因素和物理化学因素，并且可以预测化合物的生物活性与体内命运。X射线结晶学、计算化学和计算机图形学相结合，发展成为计算机辅助药物研究的新技术，可以映现药物分子在三维空间中的相互位置和作用，为研究药物分子的药效构象，诱导契合与受体作用的动态过程，提供了方便而直观的手段。

人类后基因组学的研究结果将为人们提供大量药物作用的生物靶点和化学生物学信息，在构建起结构多样性化合物库的基础上通过高通量筛选的手段，可以发现众多优良的临床治疗药物。

第二节　药物化学发展简介

一、药物化学的发展简史

药物化学的发展史是药物研究和开发的历史，是一个由低级到高级、由经验性的试验到科学合理设计的发展过程。药物的研究、起源与发展经历了三个阶段：初期发现阶段（discovery）、快速发展阶段（development）和综合设计阶段（design）。

（一）初期发现阶段

最早的药物来源于天然物质。在生命科学落后的年代，人们为了繁衍生息以及从生活经验中得知某些天然物质可以治疗疾病与伤痛，其中有不少流传至今，例如楝实可以驱虫、大黄可以导泻、柳皮可以退热等，正如我国现存最早的药物学专著《神农本草经》所记载的那样。

近代药物化学的发展历程大致为19世纪初至20世纪初，在此阶段主要是从动植物体中分离、纯化和鉴定有药用价值的小分子有机化合物，如从罂粟中提取分离具有良好镇痛作用的吗啡，从古柯叶中得到具有麻醉作用的可卡因，从颠茄中提取解痉作用的阿托品，从茶叶中提取具有兴奋作用的咖啡因。随着科学技术的不断发展，特别是煤炭、染料等化学工业的崛起，促进了药物的进步。逐步发展到药物合成以及从某些天然和合成的有机染料和化工中间体发现药物，如镇静药水合氯醛、全麻药乙醚、解热镇痛药阿司匹林等，并能用化学方法改变天然化合物的化学结构，使之成为更理想的药物，如通过简化可卡因的结构，发展了一类作用相似、结构更简单、化学性质更稳定且不成瘾的局麻药。科学家逐渐认识到药物的化学结构与活性的关系，发现了某些类型药物产生药效的基本结构，提出了药效团和受体学说等新概念或理论。受体学说解释了许多药物的作用机理，促进了新药研究的发展。

（二）快速发展阶段

20 世纪初至 20 世纪 60 年代是以合成药物为主的发展时期，是药物发展的加速发展时期。借助有机合成技术与生物学的成果，这一时期合成药物大量涌现，并对内源性活性物质进行了分离、鉴定和活性筛选，酶抑制剂开始应用于临床。

20 世纪 30 年代中期发现百浪多息和磺胺后，合成了一系列磺胺类药物。1938 年合成了磺胺吡啶，1940 年左右发现合成了磺胺噻唑、磺胺嘧啶等磺胺类药物，1951 年至 1953 年间发现了溶解度更好、毒性较低的药物磺胺甲基异恶唑 X 等，1956 年发现了长效磺胺药磺胺甲氧嗪，后来又出现了广谱增效剂甲氧苄胺嘧啶与磺胺类药物合用，可改变药物的耐受性，延缓耐药菌株的发展和提高疗效。1928 年青霉素被发现，1943 年工业化生产，使得 β－内酰胺类抗生素飞速发展，因此开辟了抗生素类药物崭新领域；1940 年 Woods 和 Fildes 抗代谢学说的建立，不仅阐明抗菌药物的作用机理，也为寻找新药开拓了新的途径，开始了现代化学治疗的新纪元。科学家对甾类激素药物与甾体激素的构效关系进行了深入研究，创制了雌二醇、黄体酮、地塞米松、氢化可的松等激素类药物，对调整内分泌失调起了重要作用；神经系统药物、精神系统药物、心血管系统药物及抗恶性肿瘤药物等化学治疗药物在此阶段也各有突破。

你知道吗

前药与软药

前药即前体药物，是指一些在体外活性较小或者无活性的化合物，在体内经过酶的催化或者非酶作用，释放出活性物质。从而发挥其药理作用的化合物，其常常指将活性药物（原药）与某种无毒性化合物以共价键相连接而生成的新化学实体。

软药是容易代谢失活的药物，它可以使药物在完成治疗作用后，按预先设定的代谢途径和可以控制的速率分解、失活并迅速排出体外，从而避免药物的蓄积毒性。

进入20世纪50年代后，随着医学、生物学、有机合成化学的发展，新药不断被发现合成，药物在机体内的作用机理和代谢变化逐步得到阐明。人们对药物代谢过程、身体的调节系统、疾病的病理过程都有了更全面的认识，以便于针对生理、生化效应和病因去寻找新药，改进了单纯从药物的显效基团或基本结构寻找新药的方法；同时提出了一系列的药物研究概念，利用前药、潜效和软药设计方法可以合成疗效更高且毒副作用降低的新药。

（三）综合设计阶段

20世纪60年代后，药物的设计研究与开发逐渐完善，要求药物的研究和开发建立在科学合理的基础上即合理药物设计。一方面，由于许多药物的发现，使得大部分疾病能够得到治愈或缓解，而那些疑难重症的药物治疗水平相对较低，这类药物的研制难度较大，因而仍按以前的方法与途径研究开发，不仅耗费巨大的人力物力，且成效并不尽如人意；另一方面，1957年发生的反应停药物事件，是药物发展史上的一个悲剧，警示各国政府必须对新药的安全性加以重视，各国卫生部门相继制定法规，要求新药的安全性试验除进行急性毒性、长期毒性和一般药理试验外，还必须进行致畸性、致突变性、致癌性和生殖毒性试验，从而增加了研制周期和经费。与此同时，随着物理有机化学、生物化学和分子生物学的发展以及色谱学、质谱、核磁共振、X射线衍射技术及计算机科学的进步，药物化学的发展与药物设计方法也进一步得到提高。

20世纪60年代后，药物研究的发展速度加快，合成的新化合物数量增多，促使了构效关系研究发展，并且已由定性构效关系转向定量构效关系方面研究。1964年Hansch用数学方法建立了药物的活性与化合物的结构参数、理化参数之间的方程，可揭示药物的结构模式，并预测设计化合物的生物活性。Hansch和Free - Wilson同时提出的定量构效关系的研究方法，是新药发展史上的新的里程碑，是药物设计由经验设计向合理设计转化的关键阶段。新型喹诺酮类药物的研究与开发是定量构效关系设计新药的成功案例。

近年来，由于生命科学和计算机科学的进展，分子力学和量子化学向药学学科的渗透，X衍射和核磁共振技术的发展，数据库、分子图形学的应用，为研究药物与生物大分子作用的三维结构、药效构象以及两者的作用模式，探索构效关系提供了理论依据和先进手段，在此基础上发展起来了三维定量构效关系（3D－QSAR），促进了计算机辅助药物设计（CADD）的发展，使药物设计更加趋于合理化。

你知道吗

定量构效关系

定量构效关系（quantitative structure activity relationships，QSAR）是一种借助分子的理化性质参数或结构参数，以数学和统计学手段定量研究药物与生物大分子相互作用，药物在生物体内吸收、分布、代谢、排泄等生理相关性质的方法，建立合理的数学模型，研究构象和药效之间的量变规律，为药物设计、指导先导化合物结构改造提供理论依据。这种方法广泛应用于药物、农药、化学毒剂等生物活性分子的合理设计。

QSAR 常见的 Hansch 方法，所用的参数是由化合物二维结构测得，称为二维定量构效关系（2D－QSAR）。

20 世纪 80 年代后，有机合成技术的发展促进了新化合物分子合成速度的加快，在固相合成方法基础上发展起来的组合化学技术使同一时间内合成大量不同结构顺序或不同取代基及取代位置的化合物成为可能。组合化学结合合理药物设计，进行新药分子的设计和合成，建立分子多样性的化合物库；结合高通量筛选技术，进行大范围、快速、高效的活性筛选，加快了新药设计和发现的速度。

随着人类基因组、蛋白质组和生物芯片等研究的深入，大量与疾病相关的基因被发现，这给新药物的设计提供了更多的靶点分子。新的药物作用靶点一旦被发现，往往会成为一系列新药发现的突破口。因此，靶点分子的增加，给创新药物研究带来了更多的机会，创新药物研究将具有广阔的前景。新的药物设计和发现的方法不断产生和发展，例如基于结构的药物设计、基于机制的药物设计、基于靶点的药物设计等方法的发展和运用，可根据药物所针对靶点的结构特点进行“量体裁衣”式的设计，增加了药物的靶向性，降低了药物的毒副作用。蛋白质酪氨酸酶选择性抑制剂伊马替尼干扰肿瘤细胞信号传导通路，选择性地抑制肿瘤细胞生长，发挥抗肿瘤的效果，临床上用于治疗慢性髓细胞样白血病。伊马替尼的成功上市，在抗肿瘤药物开发历史上具有重要的意义。

随着生命科学的迅猛发展,新药的设计和研究由单纯的化学方法向以生物学为导向、化学和分子生物学相结合的方向发展。近年来发展起来的化学生物学就是使用小分子作为工具(或探针)研究和解决生物学的问题或通过干扰/调节正常过程了解蛋白质的功能。在某种意义上,使用小分子调节目标蛋白质与新药研究相类似。

二、我国药物化学的发展

我国药物化学的发展主要表现在医药工业和新药研究两个方面。

新中国成立以前,我国的化学制药工业非常落后,基础薄弱,设备落后。1949 年全国生产原料药仅 40 种,总产量不足百吨。

新中国成立初期,我国医药工业的发展战略是以保障人民群众基本医疗用药、满足防病治病需要为主要任务,先后发展了抗生素和半合成抗生素、磺胺药物、抗结核药、地方病防治药、解热镇痛药、维生素、甾体激素、抗肿瘤药、心血管药、中枢神经系统药物等一大批临床治疗药物。化学制药工业的发展形成一定的规模后,技术进步对医药工业的发展起到了重要作用。我国科技人员结合生产实际,广泛开展技术革新和工艺改进并取得了较为显著的成果。例如建国初期利用国产原料生产氯霉素的新工艺居国际领先水平;20 世纪 60 年代,开展对薯芋皂素资源的综合利用,自主开发生产青霉素;20 世纪 70 年代经过筛选和培养高产菌株,开发了两步发酵制备维生素 C 的生产新工艺。20 世纪 70 ~ 80 年代研究成功的维生素 B_6 噁唑法合成新工艺,形成了具有特色的维生素 B_6 专利生产技术等,这些生产工艺充分体现了我国医药工业的水平。我国对某些产品的工艺研究已经达到了世界先进水平。

改革开放 30 年来,我国医药工业增长速度一直高于国内生产总值(GDP)的增长速度,2008 年达到 8666.8 亿元,30 年翻了 5 番。截至 2008 年年底,我国制药企业达到 4768 家,制药工业前百强的合并销售收入为 2469 亿元。“十一五”期间,医药工业快速发展,技术水平逐步提高,国际竞争力明显加强,发展势头良好,产业规模持续快速增长。2011 年,我国医药工业完成总产值 15708 亿元,十年间复合增长率达到 21.9%,较十年前翻了近三番。其中化学原料药、化学制剂、生物生化制品与其他子行业一样,保持两位数以上的增速。医药工业效益同步增长,2011 年实现利润总额 1577 亿元，十年间复合增长率达到 24.3%。伴随医药产业规模不断增长，我国涌现出一批规模大、综合实力强的大型企业集团，销售收入超 50 亿元的企业近 30 家；销售收入超 100 亿元的企业近 10 家。医药出口持续快速增长，2011 年，医药工业出口交货值达到 1440 亿元，十年间复合增长率为 19.6%。药品生产和研发加快与国际接轨。截至 2011 年底，国内通过美国检查和获得欧盟 COS 证书的化学原料药品种达到 300 多个，通过美国和欧盟 cGMP 认证的制剂企业达到 30 多个，在欧美注册的制剂品种达到 20 多个。同时，越来越多的企业在境外投资设立研发和贸易机构，提升研发能力，贴近市场需求。产品结构方面，新产品不断投放市场。截至 2011 年底，我国已可生产化学原料药（以通用名计）1600 多个，化学药制剂 4600 多个，中成药 9100 多个，生物技术药物 800 多个。我国已成为世界第一的药品原料生产大国，成为世界第三大药品消费市场。区域经济方面，目前已形成了“长三角”、“珠三角”和“环渤海”三大医药工业集聚区，中西部地区依托资源优势，积极承接产业转移，大力发展特色医药经济。出口结构方面，化学原料药和医疗器械逐渐成为医药产品出口的主力，我国已成为世界最大的化学原料药出口国，维生素、抗生素、解热镇痛药等大宗原料药主导了国际市场，他汀类、普利类、沙坦类药物等特色原料药逐渐成为新的出口优势产品。另外，医药统计制度得到完善，到 2011 年，纳入统计范围的全国医药工业企业达到 7000 多家，直报数据的企业达到 2700 多家。

2012 年以来，新版 GMP、仿制药质量一致性评价实施方案以及《药典》新增补本相继公布并逐步实施，在促进我国医药产业的规模化、集约化、规范化和国际化发展的同时，也大幅推高了企业的准入成本和运营成本。众多中小制药企业受到企业自身经济实力和管理能力等因素限制，新版 GMP 认证有心无力，不少企业恐将面临被淘汰的命运。根据国家食品药品监督管理总局公布的最新数据，截止到 2013 年 6 月，全国 1319 家无菌药品生产企业中，通过新修订 GMP 认证的药品生产企业有 329 家，通过率为 24.9%。全国 3839 家非无菌药品生产企业中，通过新修订 GMP 认证的药品生产企业（不含医用氧、中药饮片及体外诊断试剂）有 635 家，通过率仅 16.5%。

2013 年上半年，面对复杂多变的全国医药市场形势，医药工业整体仍然保持了较为快速平稳的增长，累计完成总产值 10310 亿元，同比增长 21.6%；实现主营业务收入和利润总额分别达到 9911.3 亿元和 963.7 亿元，同比分别增长 19.5% 和

16.4%,整体销售利润率为9.7%。化学药品原料药制造业和化学药品制剂制造业主营业务收入分别为1811.8亿元和2694.0亿元,利润总额分别为122.2亿元和296.6亿元。

与此同时,我国新药研究工作也受到很大重视,创制了一些重要类型的化学药,如抗肿瘤药物氮甲、甘磷酰芥、平阳霉素、斑蝥素及其衍生物、三尖杉酯类生物碱等;从生长在我国青藏高原唐古特山莨菪中分离出新生物碱山莨菪碱和樟柳碱,分别用于治疗中毒性休克、改善微循环障碍和血管性头痛等;从石杉属植物千层塔中分离出石杉碱甲,可用于治疗老年性痴呆症。在新药分子的设计中,我国从中药黄花蒿中分离得到青蒿素,并确定其结构为含有过氧桥的倍半萜内酯,打破了抗疟药基本结构的传统概念。在青蒿素结构的基础上经过结构改造得到双氢青蒿素、蒿甲醚和青蒿琥酯,抗疟活性增强,毒性降低,并已在国外注册。在对五味子中有效成分五味子丙素结构改造的过程中,通过结构简化,创制出能降低谷丙转氨酶(SGPT)、治疗肝炎的药物联苯双酯。对芬太尼结构改造过程得到新的μ阿片激动剂羟甲芬太尼等。随着医药工业结构调整和转型升级,中国医药的自主创新取得了阶段性成果。据统计,2007年至2013年10月,我国共批准化学制剂1.1类新药9个,共有128家制药企业在中国申报207个1.1类化学制剂。

经过60多年的建设,我国药物化学取得了很大的成就,形成了一支成熟的研究队伍,建立了较为完整的科研、教学、生产体系,促进了医药工业的发展,保障了人民健康。

三、药物化学发展的新方向

21世纪是生命科学发展的重要时期,生命科学的发展将揭示许多人类原本尚未认识的东西,对生命的本质、人类的生殖、疾病的发生和发展机制及其生理、生化基础的更多了解,将会为新药的研究、设计和研发提供新的理论基础和靶物质;其他学科,尤其是计算机科学的发展,将许多新的理论、技术和手段引入药物化学研究中,给药物化学的发展带来了许多的机遇和挑战。

(一)新药研究的新模式

人类基因组计划的实施将揭示人类生命的奥秘,而基因组科学的研究将从根本上改变药物发现和开发的模式。在对致病基因或基因功能认识以后,可以有针对性地设计开发能从根本上改变疾病过程的新药,新药的研究将会产生新的模式。

人们在研究过程中通过寻找和发现与疾病有关基因或致病基因，进行克隆和表达，并在此基础上表达得到相关的蛋白，获得新药作用的靶物质，对此靶物质进行三维空间结构研究，借助计算机技术和手段，进行新药分子的设计或以该蛋白为靶标进行药物筛选或用计算机对化合物库进行虚拟筛选，可以获得针对性强、选择性高的候选药物。

（二）计算机辅助药物设计的新方法

计算机技术的渗透，促进了药物设计的发展，现已成为现代药物研究和开发的一个重要方法和工具。

通过计算机技术和手机的应用，进行蛋白质的折叠及三维结构预测，并研究蛋白结构相对应的生物功能，这就是结构基因组学。对蛋白质结构的阐明将有助于对药物设计的研究。

"从各种数据源中提取有用数据，将数据转换成信息，信息转换成有效的知识，以加速新药先导化合物的发现和优化。"这是 Frank Brown 对化学信息学所下的定义。化学数据库存的数据来源于各制药公司的研究积累，化学品公司、数据库公司的文献，以及组合化学样品库和高通量筛选的数据。充分利用化学信息，可以使先导化合物分子寻找的成功率大大提高。化学信息学、计算机辅助药学设计和分子模拟的结合运用，将在药物化学的研究中占有重要的地位。

（三）手性药物

由于化合物结构中不对称因素的存在，产生了手性分子。含手性结构的手性药物的研究已成为新的研究重点。手性药物进入人体后，在体内手性环境如酶、受体、离子通道、蛋白质、载体等的作用下产生手性识别，从而在不同立体异构体之间产生药效学、药物动力学和毒理学方面的立体选择性，对人体产生不同的效果。

2010 年，在医药工业中，化学药物销售超过 7000 亿美元，具有光学活性的手性药物约占全部化学药 40% ~50%，规模约 3200 亿美元，手性药物的研究将成为药物化学研究的重点课题之一。

（四）利用现代分离纯化技术获得化学结构独特的先导物

应用现代新分离纯化技术和方法，从天然产物、内源性活性物质和深海细菌中获得含量极微的、活性特异的、化学结构独特的先导物，提供更多的药物新资源，仍是药物化学研究的重要方向。天然生物活性物质始终是化学结构多样性的新先导物的重要的不可替代的源泉。

(五)生物标记和诊断试剂的设计

随着诊断医学和转化医学的快速发展,生物标记和诊断试剂的设计和制备将是药物化学的又一个崭新领域。人类功能基因组研究的不断进展,使许多与疾病相关的蛋白质被鉴定,蛋白质类药物将成为今后的新星。药物基因组学揭示了药物代谢酶系的多态性以及由此引起的药物作用的个体差异,因此个性化用药也将是药物分子设计的新领域。

(六)新药研发重点转向药物分子设计

近年化学合成技术的进展和日益流行的化合物合成的外包服务,使药物化学家的工作重点转向药物分子设计。他们在新药研发中的作用已不像从前那样,能在一段时间内独自进行学术性研究并显示出药物化学家自己的独特贡献。当前的新药研发已发展成由商业因素起重要影响的系统工程。药物化学家必须不断扩大和深化自己的知识面并必须与整个研发团队的其他专业人才紧密作用,才能成为团队中的关键参与者,发挥他们在新药研发中的重要作用。另外过分依赖现代药物研发的各种自动化的技术与方法也会不自觉地压抑科学家的发明创造精神。药物化学的经验、灵感、直觉和抓住偶然发现的艺术和技巧,仍将在今后的药物尤其是模仿性新药(me-too)型新药研发中继续发挥不可替代的作用。

第三节　重要药物选讲

前面介绍了药物化学的发展史,现在介绍一些成功上市的药物,让学生能从中悟出新药开发的各种有意义的内涵,引起他们对“药物化学”的兴趣。

(一)阿司匹林

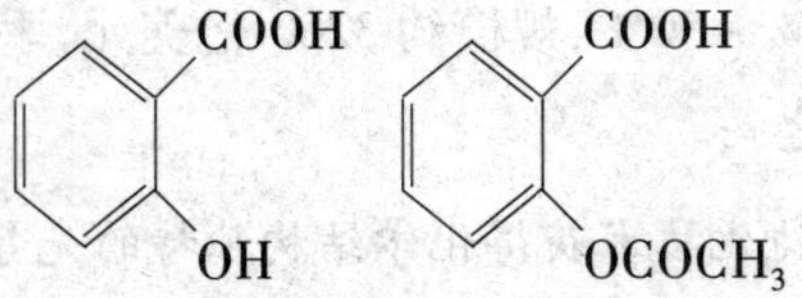

水杨酸　　阿司匹林

阿司匹林(Aspirin)是最早从植物中得到的先导物经化学修饰成为药物的例子,为历史悠久的解热镇痛药。1999 年 3 月 6 日是阿司匹林正式诞生 100 周年的日子。

自古以来人们就知道柳树枝的水提取液有解热作用,后来发现溶液中含有水杨苷,它经水解、氧化后成为水杨酸起着解热、镇痛、抗炎作用。由于水杨酸较强的酸性,对胃黏膜有刺激作用,不能直接应用。化学家萌发出结构修饰的思路,即用简单的酯化反应将水杨酸改造成阿司匹林,这一变化启动了对有机化合物及植物有效成分进行化学结构修饰来创制新药的步伐。

早在1853年弗雷德里克·热拉尔(Gerhardt)就用水杨酸与乙酸酐合成了乙酰水杨酸,但没能引起人们的重视;1898年德国化学家霍夫曼(Hoffmann)又进行了合成,并为他父亲治疗风湿关节炎,疗效很好;1899年由德国拜尔(Bayer)公司的德莱塞(Dreser)介绍到临床,并取名为阿司匹林。其中字母A源于乙酰基Acetyl,而spirin则来自于Spirea植物中得到的天然水杨酸的老名称。阿司匹林从使用至今已有一百多年的历史,成为医药史上的三大经典药物之一。至今它仍是世界上应用最广泛的解热、镇痛和抗炎药,也是作为比较和评价其他药物的标准制剂。在体内具有抗血栓的作用,它能抑制血小板的释放反应,抑制血小板的聚集,这与TXA_2生成的减少有关。临床上用于预防心脑血管疾病的发作。

将阿司匹林及其他水杨酸衍生物与聚乙烯醇、醋酸纤维素等含羟基聚合物进行熔融酯化,使其高分子化,所得产物的抗炎和解热止痛作用比游离的阿司匹林更为长效。

(二)吗啡

吗啡(Morphine)是一种有效的镇痛药。分离得到吗啡,是有机化学早期的里程碑之作,它为药物化学的发展作出过巨大贡献,但又为人类带来灾难。

吗啡是存在于阿片中的一种生物碱。1805年德国药师Sertürner首次从阿片中提取得到吗啡,并仿希腊睡梦之神Morpheus而名之。1927年Gulland等阐明吗啡的基本结构,1952年Gates等全合成吗啡,1968年进一步证实其绝对构型。由于吗啡全合成成本太高,现一般仍从植物中提取获得。

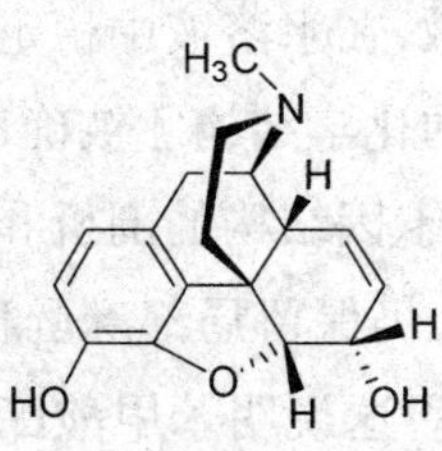

吗啡

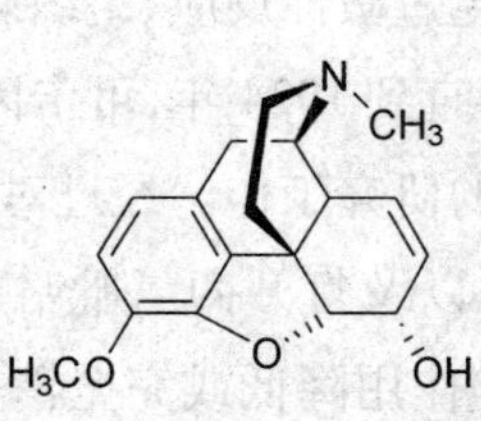

可待因

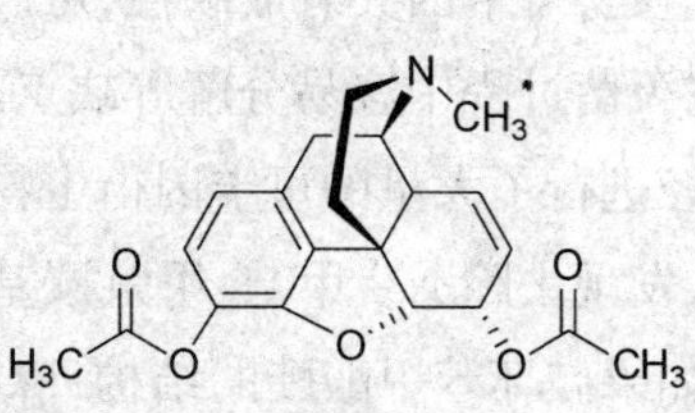

海洛因

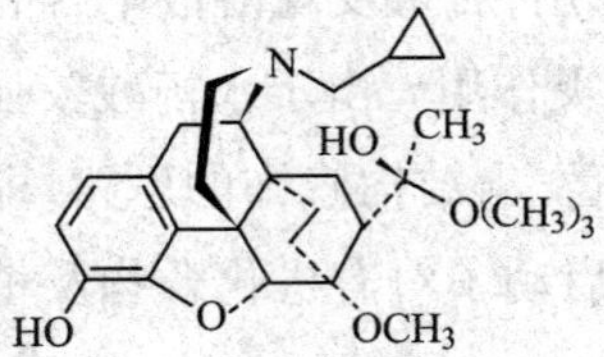

丁丙诺啡

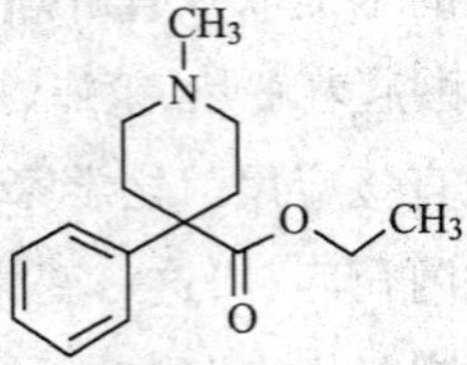

哌替啶

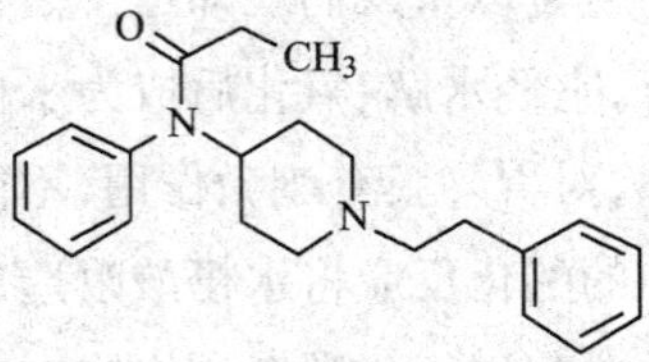

芬太尼

吗啡作为一种强效镇痛药，具有优良的镇痛、镇咳、镇静等功效，但连续使用有成瘾性，并对呼吸中枢有抑制，会产生便秘等不良反应，加之结构复杂、全合成困难等，因此长期以来人们一直在努力寻找结构简单、不成瘾且不良反应少的镇痛药，并进行了大量的有关吗啡的结构修饰与改造工作，得到了一些结构简单、成瘾小的镇痛药，如可卡因、丁丙诺啡、哌替啶、芬太尼等，但发现和使用无成瘾性镇痛药的梦想至今未实现。而像吗啡的双乙酰产物海洛因比吗啡更容易成瘾，且成瘾性为吗啡的 4 ~5 倍，成为禁用的毒品。吗啡的结构修饰与改造工作对吗啡受体的深入研究及对药物化学理论发展起着很重要的作用。

（三）普鲁卡因

普鲁卡因（Procaine）的发明打开了合成局部麻醉药的新领域，这又是药物化学中如何从复杂化学结构通过构效关系研究获得结构简单、作用更好的新药的范例。普鲁卡因作为原型药已派生出一系列局麻药，它本身也还在临床中使用，属于中国药典 2010 年版收载的品种。

早在 16 世纪，秘鲁土著人就知道咀嚼可可树叶可使全身感到舒服并且防止饥饿、缓解伤口疼痛。直到 1860 年，Niemann 从这些树叶中得到了一种晶状生物碱，命名为可卡因，而且指出它对舌头具有麻醉作用。1880 年，Von Anrep 在经过大量的动物实验之后，建议将可卡因作为局麻药用于临床。1884 年，奥地利眼科医师 Koller 成功地将可卡因首先应用于临床手术。

但是，可卡因具有成瘾性，可产生过敏性反应、组织刺激，在水溶液中稳定性较差，在灭菌过程中容易分解等缺点。直到 1924 年，可卡因的化学结构才被确证，此前已经进行了大量的可卡因衍生物的研究工作。经过对可卡因结构的剖析和逐步简化，发现去除 N－甲基、甲氧羰基，以及打开四氢吡咯环，仍保留局部麻醉作用。但是如果破坏苯甲酸酯的结构，麻醉作用降低或完全消失。这说明苯甲酸酯在可卡因的局部麻醉作用中占主要地位，以后开始研究苯甲酸酯类衍生物。1890 年后，陆续证实了苯佐卡因、奥索方和新奥索方都具有较强的局麻作用，但溶解度小，不能制成注射剂，而制成盐酸盐则酸性太强，也不宜注射应用，仅能用于表面麻醉。为了克服水溶性差的缺点，在苯佐卡因结构中引入脂肪氨基侧链，终于在1904年合成了普鲁卡因(Procaine)，其作用优良，不良反应小，临床应用至今。

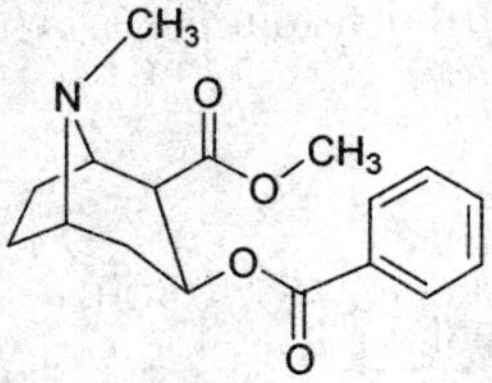

可卡因

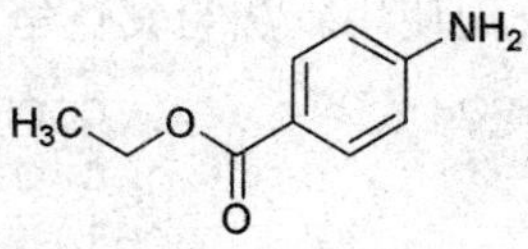

苯佐卡因

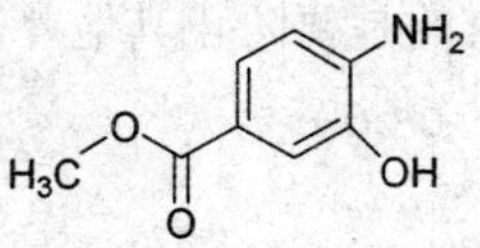

奥索方

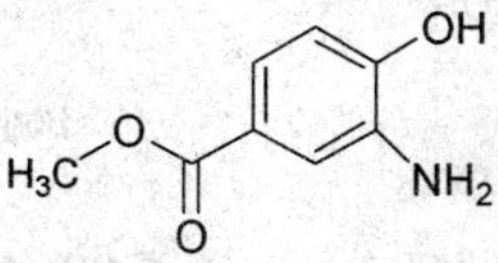

新奥索方

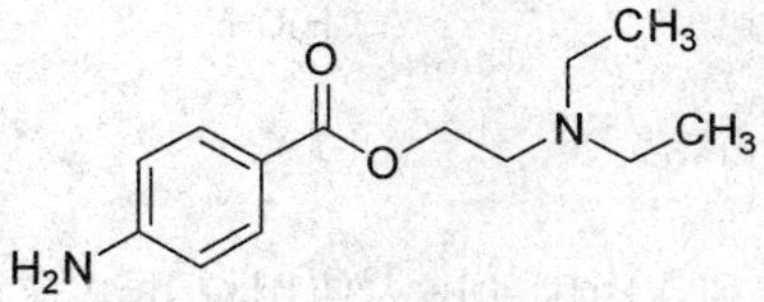

普鲁卡因

局麻药的发展过程是以天然化合物结构出发设计和发现新药的典型例子，说明简化天然产物的结构是寻找新药的一条有效途径。在以后的几十年里，普鲁卡因成为研究局麻药的原型，其他类型的局麻药，如酰胺类、氨基酮类、氨基醚类等，都是以它为模板发展而来的。

（四）维生素C

人们对维生素C(Vitamin C)的发现可能很熟悉，这里主要是讲述它的工业合成方法。我国科学家用两步发酵法从D－山梨醇合成了维生素C。该工艺工艺成本低、环保、安全，使维生素C的生产极具竞争力。

1933年瑞士化学家Tadeus Reichstein发明了维生素C的工业生产法。此法是先将葡萄糖还原成为山梨醇，经过细菌发酵成为山梨糖，山梨糖加丙酮制成二丙酮山梨糖，然后再用氯及氢氧化钠氧化成为二丙酮古洛酸(DAKS)。DAKS溶解在混合的有机溶液中，经过酸催化重组成为维生素C。这个方法的专利权在1934年被罗氏公司购得，成为50年来工业生产维生素C的主要方法。罗氏公司也因此独占了维生素C的市场。

1980年，中国科学院北京微生物研究所的研究员尹光琳发明“维生素C二步发酵新工艺”，大幅改进了 Reichstein 的一步发酵法，降低了维生素 C 的生产成本。此法先将葡萄糖还原成为山梨醇，经过第一次细菌发酵成为山梨糖，再经过第二次细菌发酵转化为 2－酮－L－古洛糖酸（KGA），最后异化成为维生素 C。这项专利的国际使用权于 1985 年出售给瑞士罗氏公司，是当时中国对外技术转让中最大的项目。罗氏得到了专利但是并不使用，仍然沿用旧有的 Reichstein 的一步发酵法。它的目的是要防止其他外国公司使用新法与其竞争。

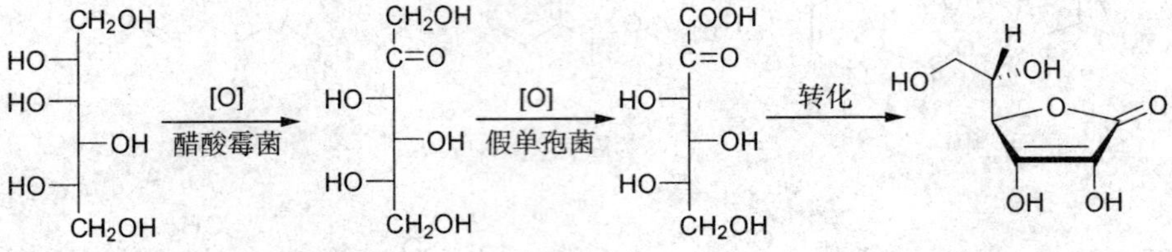

山梨醇　　山梨糖　　2-氧代-古洛糖酸　　维生素 C

这项专利在中国的国内使用权并没有卖断给罗氏公司，到了 90 年代初期，中国国内已有 26 家药厂用二步发酵法生产维生素 C。目前全球维生素 C 年消费量仅在 10 万吨左右，另据中商情报网 2011 年 11 月 23 日一篇题为“2011 年中国维生素 C 原料药行业供需现状”的文章报道，中国目前维生素 C 原料药产量约占全球的 9 成，国内五大企业的产量总和远超 10 万吨。

（五）氢化可的松

1949 年，在发现了可的松的强大消炎作用及黄体激素的口服抗排卵作用以后，国际上掀起了对副肾皮质激素和 19－去甲甾体化合物合成研究的高潮。正是在这样一个国际竞争的背景下，沈家祥带领他在原化工部北京医药工业研究院的同事们进入了这一全新的领域。首先，他请教了我国著名的有机化学家黄鸣龙教授。当时，黄先生提出的可的松七步合成法已在上海取得成功。为此，沈家祥另辟蹊径，以氢化可的松（Hydrocortisone）的微生物合成为重点开展工作。他们先是吸取可的松七步合成法中的经验，简化 Reichstein 物质 S 的半合成方法；同时，又参加了与中国科学院微生物研究所的合作，寻找到能上 11-β 羟基的梨头霉菌株，得到 40% 产率的 11-β 羟化产物，即氢化可的松，并把这一成果迅速投入生产。这是生物合成法第一个取得成功的重要药物，并以廉价方式生产药物上市的典型实例，氢化可的松的成功促进了甾体化学、甾体药物的重大发展。

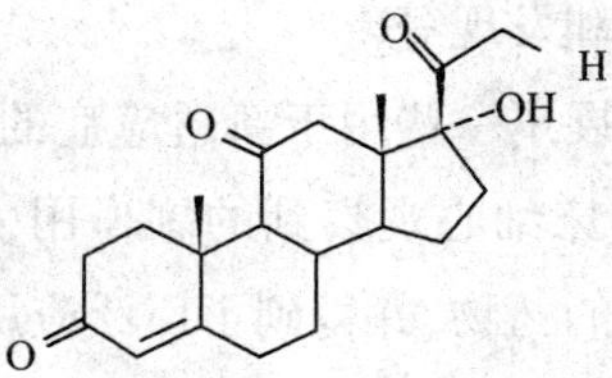

可的松

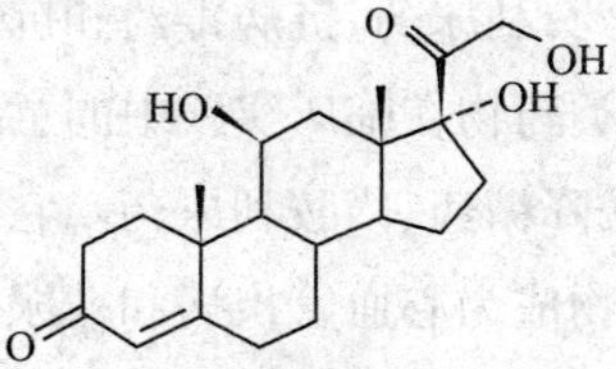

氢化可的松

（六）磺胺药

磺胺类药物（Sulfadrugs）在30年代开始应用。第一个磺胺药物是IG法本公司的百浪多息，在历史上被称为“第一个神药”，由Domagk发现的。

Domagk是一位受过专业培养的内科医生，1928年成为普通病理和病理解剖学教授，1929年应聘成了Wuppertal－Elberfeld实验室的病理和细菌实验室主任。他和他的同事制订了一个计划，试图将寻找新染料与新药结合起来。他们进行了长达四年的研究都没有取得进展，但他们仍一如既往地从事新衍生物的研究。

从染料易与棉纤维及毛、丝等蛋白结合中受到启发，Klarer首先选择氨磺酰基与偶氮染料相结合，合成了染料K1695等化合物。Domagk发现它对小鼠葡萄球感染比所有试验过的样品都有效。此后进行了系列合成。1932年合成的K1730号化合物，体外试验无效，但用于动物却疗效显著，而且毒性很低。此即后来的百浪多息。Domagk立即建议试用于病人。凑巧的是，此时Domagk的小女儿，由于偶然的针刺发展成为严重的葡萄球菌感染，有死亡的危险。Domagk大胆地使用百浪多息予以治疗，终于使女儿得救了，此事引起医学界的极大振奋！接着百浪多息逐渐应用于临床，并取得了较好的疗效。因此，Domagk于1939年被授予诺贝尔生理学或医学奖。

1935研究发现百浪多息在体内代谢成磺胺而产生抗菌作用，许多新的磺胺药不断出现，各具优点。到1955年止，已发表的论文1600篇，几百个专利获得批准，对约2500个磺胺药物进行了筛选。至今，仅有不足十个磺胺类药物仍有重要意义，还在临床使用。

1940年，英国科学家Wood和Fildes在对磺胺类药物作用机制的研究中发现，磺胺类药物和细菌生长所需的对氨基苯甲酸结构相似，可竞争性抑制细菌生长所必需的二氢叶酸合成酶，使细菌不能生长繁殖，从而建立了抗代谢学说。这一学说不仅能够阐明一些药物的作用机制，而且为寻找新药开辟了新的途径和方法，如一些抗肿瘤药、利尿药、抗病毒药和抗疟药的设计和发现等。

磺胺类药物在临床实践中的意外收获是发展了一些用于新适应症的磺胺类药物，如磺胺降糖药、磺胺利尿药。它们都是从临床细心观察到的副作用引申而得。这两类药物成为心血管疾病和糖尿病不可缺少的药物，并得到了广泛应用。

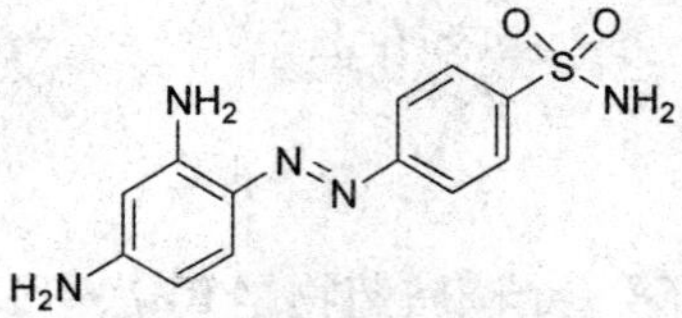
百浪多息

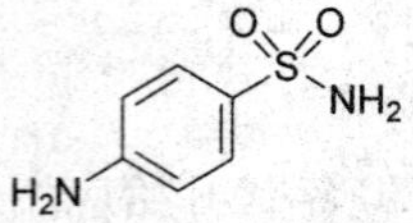
磺胺

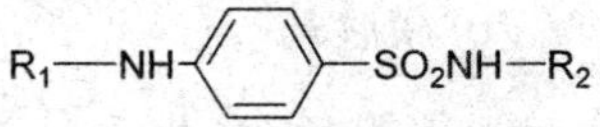
磺胺药

（七）青霉素

1928 年英国细菌学家弗莱明发现了青霉素（Penicillin），并在第二年发表论文，但一直没有找到合适的提纯方法。1932 年他和合作者发表了研究成果后只好转移阵地，青霉素的临床应用也随之搁浅。不久，第二次世界大战爆发，抗菌药品成了医药界注意的中心，凡是能抢救伤员性命、减少感染丧命的一切药品，无不受到注意和支持。因此青霉素又从文献中被捡了出来。此后，英国科学家弗洛里（Florey）与钱恩（Chain）等进行深入研究，证实青霉素是强有力的化疗药物，1941 年首次发表了青霉素第一批临床结果和提取方法，1943 年开始工业化生产。钱恩还在 1943 年确定了青霉素的分子结构。青霉素一经用于临床，立刻大显奇效，引起世界震惊，被誉为科学上的一项奇迹，是二次大战中与原子弹和雷达并驾齐驱的三大发明之一。因而弗莱明、弗洛里和钱恩三人同获 1945 年诺贝尔生理学或医学奖。

有了发现青霉素的成功经验，很快就发现了大批极有用的抗生素。1944 年瓦克斯曼（Waksman）从十万份样品中筛选出了链霉素（后来也因此获得 1952 年诺贝尔奖），紧接着是氯霉素、土霉素、金霉素、四环素等的发现，抗生素的黄金时代、新药研究的黄金时代相继到来。

1959 年从青霉素发酵液成功分离出青霉素母核 6-氨基青霉素烷酸（6-APA），并通过 6-APA 的酰化反应合成一系列新的青霉素——半合成青霉素，它们在某些方面比天然青霉素更加优异：如甲氧西林对耐药金黄色葡萄球菌有效；氨苄西林抗菌谱较广，对部分 G^- 菌也有效。它们的合成开创了半合成抗生素的先例，引起世界各国的极大注意。自 60 年代以来，除了大力开展半合成青霉素的研制外，并对其他各类抗生素也进行了系统的大规模的化学改造。

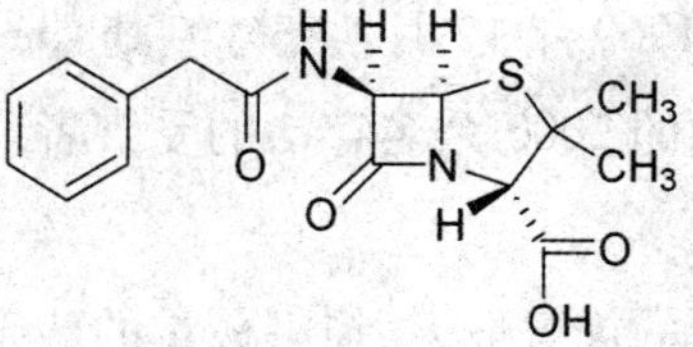

青霉素

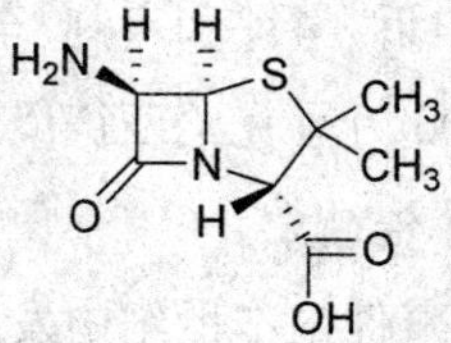

6-APA

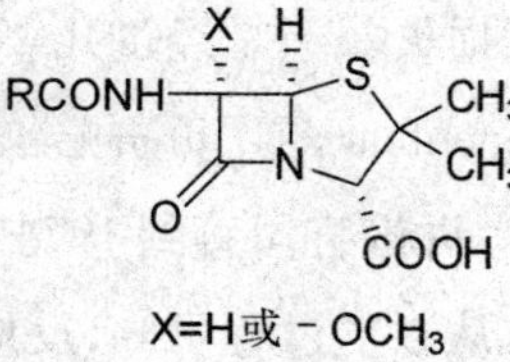

青霉素类

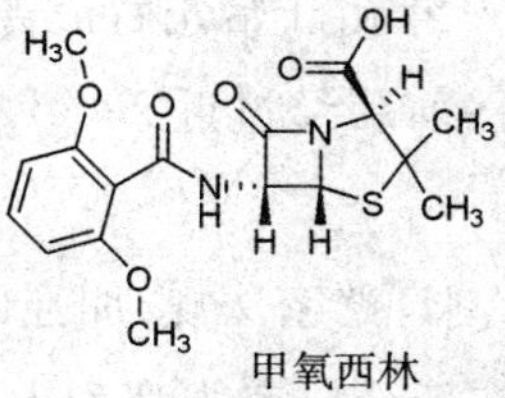

甲氧西林

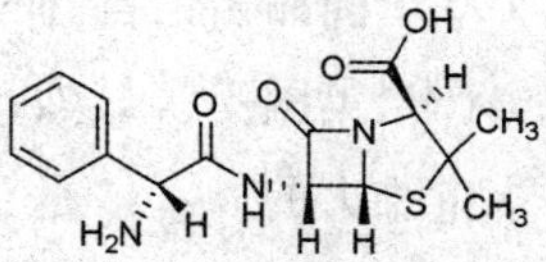

氨苄西林

（八）沙利度胺（反应停）

20世纪50年代发生的反应停（Thalidomide）事件是迄今为止历史上所发生过的最大的药害事件，震惊世界。这一事件的发生既有明确的历史背景，又反映了药物研究历程的坎坷与曲折。因而它带给我们的教训也是深刻的，值得永远铭记。

早在1954年西德的Chemie Gruenenthal制药公司研究所在合成利尿药的过程中得到副产物反应停。1955年日本开始研究其合成法，准备独自开发该药。1956年西德将其作为抗风湿药上市试销。1957年10月1日以Contergan的商品名称开始正式上市，作为镇静剂使用，并在其说明中特别指出此药适用于孕妇。但是，1961年11月26日Gruenenthal公司做出停止销售并决定回收该产品的决定，原因是报告该药可引起婴儿海豹肢畸形。1962年联邦政府成立特别调查委员会，至该年10月，调查确证胎儿畸形100%与服用反应停有关。同一年联邦卫生部在波恩宣布反应停在西德引起了约一万例畸胎。其中到1962年宣布时仍存活者尚约有一半。其他国家也报告了数以百计的病例。日本于1958年1月开始将该药作为催眠药上市销售，到1962年引起的畸胎已达1000例以上。各国纷纷禁售反应停。但美国只报道过17例。在美国，该药研制工作开始较晚，1960年9月Merrell international制药公司开始向美国FDA提出销售许可申请，并提供了该药性能和详细数据，但FDA以证据不足为由拒绝批准销售反应停，从而避免了在美国可能引起的危害。

之后在西德、英国、日本等被害者家属纷纷上诉法庭，要求制裁制药厂并要求赔偿损失。于是经过几年的申诉、考评和审判，至1969年12月西德才判处Chemie Gruenenthal药厂负责赔偿3000万马克给西德境内的2000余名存活的受害者。在日本，诉讼官司直到1974年才告结束。

从以上过程可知，反应停事件是本世纪中发生的规模最大、损害最重的药害事件。这种药品先后被批准在欧洲、非洲、亚洲、南美洲、加拿大、澳大利亚、新西兰等大洲和国家以近100个商品名销售，而从1959年初开始先后报告发现致畸的国家有28个，以西德、日本、英国受害最烈，该事件前后经过近20年才告结束，因此它给人们的教训是永世难灭的。

反应停事件之后，各国均从中吸取教训，制订严密法规，加强研究力量，从此促使药物研究走上更严密、系统、完善的道路，在新药研究中都列入了“三致”试验的内容，新药发展迈入新阶段。但研发经费也大大增加，因而新药上市的速度也大大减慢了，新药研究工作不得不加入许多更基础的内容，这预示着必将出现一个在分子水平上设计和发展新药的更高级阶段。

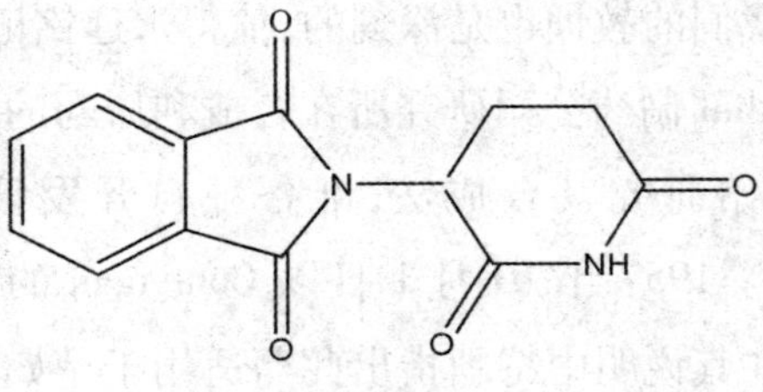

沙利度胺

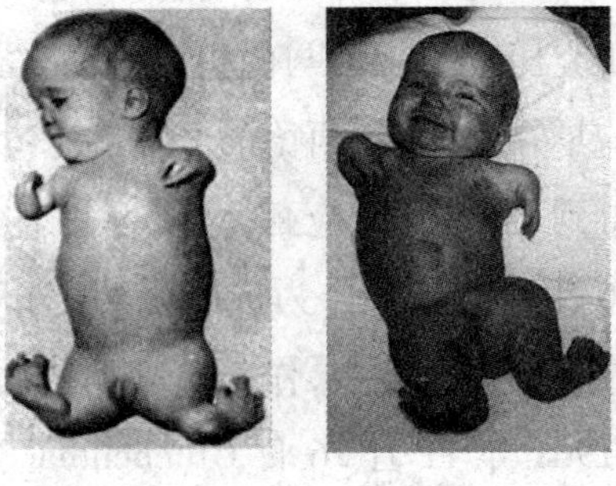

图3-1　沙利度胺所致的海豹畸形儿

（九）硝苯地平

硝苯地平（Nifedipine）的上市确立了钙通道阻滞剂的药用地位。

钙通道阻滞剂旧称钙拮抗剂，其中二氢吡啶类药物是临床应用最广泛、特异性最高、作用最强的一类。目前上市的药物超过30种，硝苯地平为第一个，具有较强的血管扩张作用。

20世纪60年代已经发现药物通过阻断Ca^{2+}进入肌细胞改变心肌和平滑肌的收缩的药理作用，提出了“钙拮抗剂”的概念，并且认为有些药物，如具有负心肌力的冠状扩张药物维拉帕米也具有阻止Ca^{2+}内流的作用，但它没有被认为是钙拮抗剂。只有当硝苯地平上市后，紧接着一大批衍生物问世时，它的药用地位及这一名词才得以真正确立，而通道药物也应运而生。对冠状动脉扩张，降血压治疗起着关键作用。同时，钙拮抗剂通过临床应用，又发现一些新的药理作用现象，提出靶向性血管扩张药的概念，如硝苯地平主要作用于心血管，主要用于心绞痛、高血压的治疗；尼群地平选择性作用于外周血管，主要用于高血压和冠心病的治疗；尼莫地平选择性扩张脑血管，用于防治偏头痛；氨氯地平主要扩张冠状动脉和外周血管，主要用于治疗中、轻度原发性高血压，也可用于治疗稳定型心绞痛。

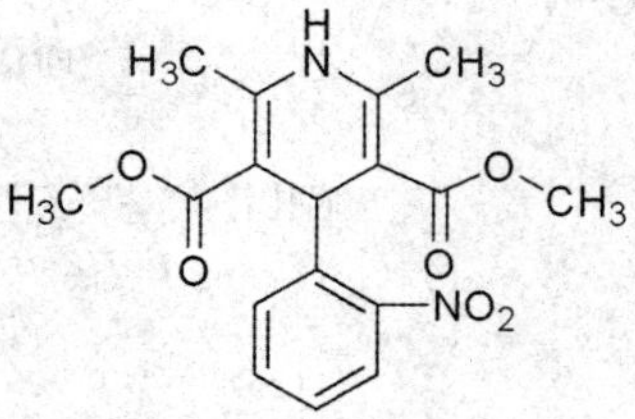
硝苯地平

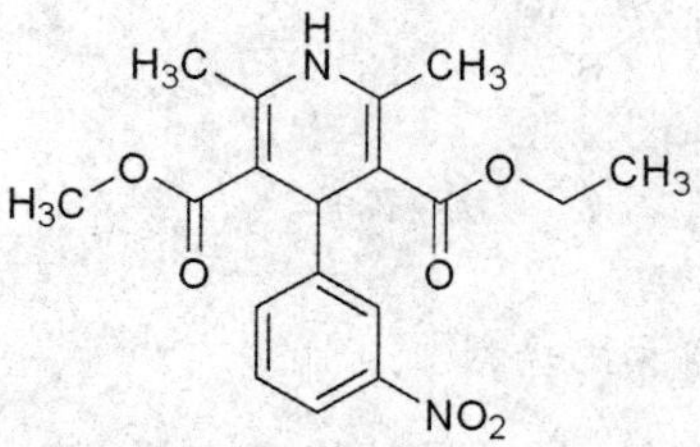
尼群地平

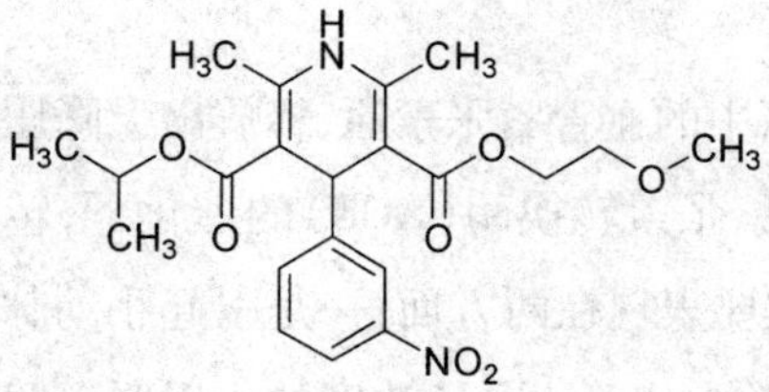
尼莫地平

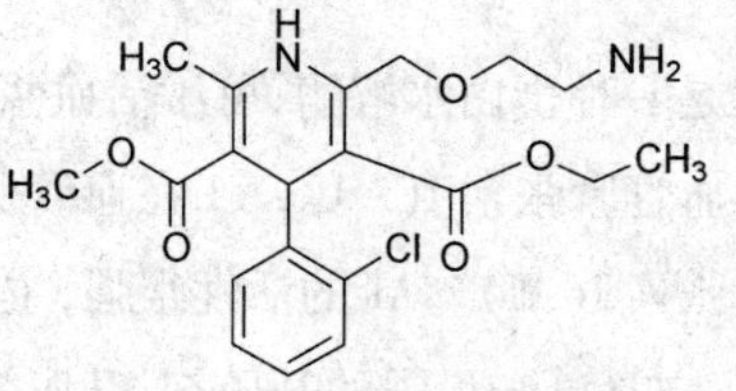
氨氯地平

（十）西咪替丁

西咪替丁（Cimetidine），也称甲氰咪胍，为组胺 H_2 受体拮抗剂，可以抑制胃酸分泌，用于治疗十二指肠溃疡及胃溃疡。西咪替丁具有特异性地抑制组胺 H_2 受体的作用而对组胺 H_1 受体没有影响，选择性很强。

在西咪替丁出现以前，传统的胃溃疡治疗是用碳酸氢钠、氢氧化铝等抗酸药治疗，但效果并不理想。外科手术切除成为根治这种疾病的主要手段，尽管病人及家属对用手术切除治疗迫于无奈，但这种疗法一直沿用了几十年。

直到1976年，西咪替丁的出现，使这种局面发现了根本性的变革。大多数病人通过口服西咪替丁即可使胃溃疡痊愈。药物化学家、药理学家又以西咪替丁为先导药物，进行结构修饰后得到了疗效更好的雷尼替丁、法莫替丁、尼扎替丁等系列药物，使 H_2 受体拮抗剂的研究成为一个新的活跃的领域。

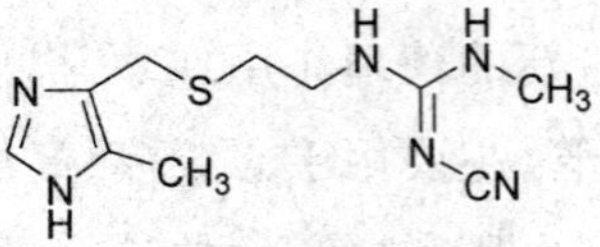

西咪替丁

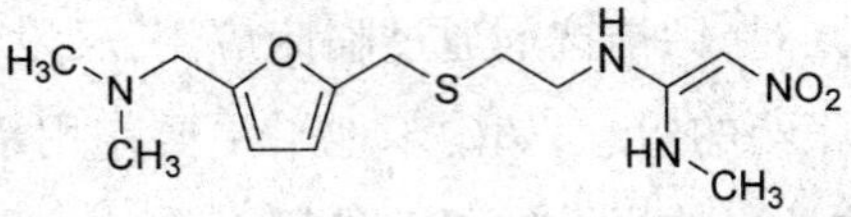

雷尼替丁

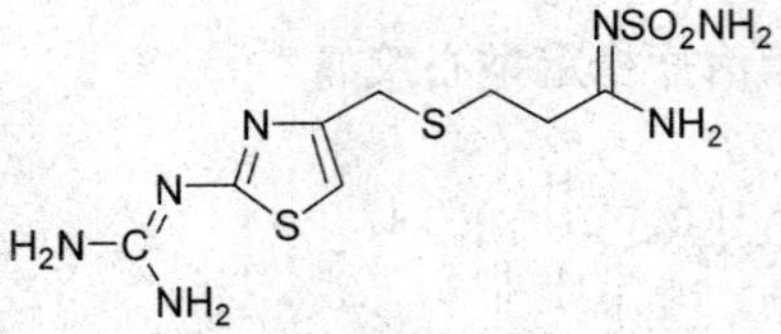

法莫替丁

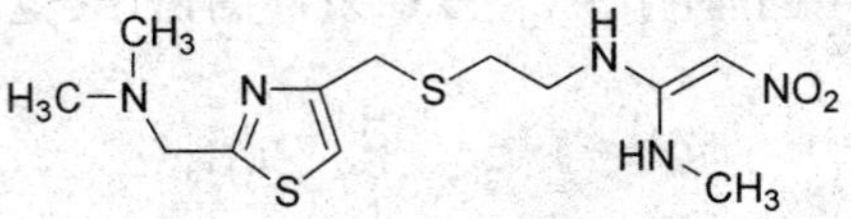

尼扎替丁

(十一)卡托普利

高血压是一种常见的临床症状,其病因有种种说法,但近年研究结果表明,高血压的发病机理可能都与肾脏调节血压的功能失常有关。肾脏分泌的肾素可使血压升高。

肾素是一种蛋白水解酶,可激活血浆中的血管紧张素原,释放出无降压活性的十肽结构的血管紧张素Ⅰ(AⅠ),AⅠ在血管紧张素转换酶(ACE)的催化下,转变为八肽的血管紧张素Ⅱ(AⅡ)。AⅡ的活性很强,主要表现在两方面:一是引起小动脉收缩而致血压升高,它是已知最强的升压剂,升压效力比等克分子浓度的去甲肾上腺素的效力强40~50倍;二是促进肾上腺皮质合成和分泌醛固酮,增加血容量,升高血压。

随着对肾素—血管紧张素—醛固酮系统(RAS)的研究和认识越来越深入,使人们联想到降低肾素,或通过抑制ACE而减少AⅡ的生成可能是一条更为有效的分子途径。例如早在1956年,Skeggs等人就曾认为肾素或ACE抑制剂(ACEI),或血管上的AⅡ受体阻断剂对高血压都有利,并开始了研究。

ACEI的研究于20世纪70年代最先获得了成功,卡托普利(Captopril)是这类药物中第一个获得上市使用的。随后以卡托普利为先导物,设计合成了一系列ACEI类药物,已上市20多种,主要用于高血压及充血性心力衰竭的治疗,具有疗效好、作用持久等特点。

卡托普利特异性强,口服有效,毒副作用轻微。主要是其分子中的巯基,可引起味觉异常、皮疹、蛋白尿等副作用。为了克服这些缺点,对卡托普利进行结构改造,如将卡托普利结构中的巯基用α-羧基苯丙氨基取代,得到不含巯基、含二羧基的依那普利拉，该药不良反应少，但口服生物利用度低，仅供静脉注射用。依那普利是依那普利拉的酯类前体药物，在体内被肝酯酶水解成活性代谢物依那普利拉而发挥作用，其起效较慢，但作用持久，副作用小，口服生物利用度高；赖诺普利具有长效作用，用于原发性高血压和充血性心力衰竭。

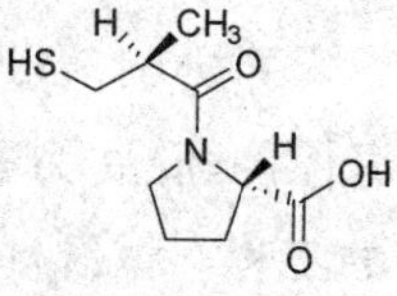

卡托普利

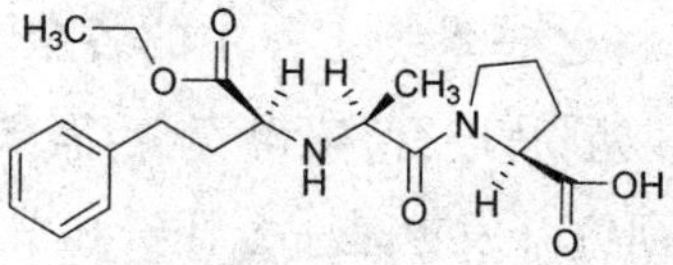

依那普利

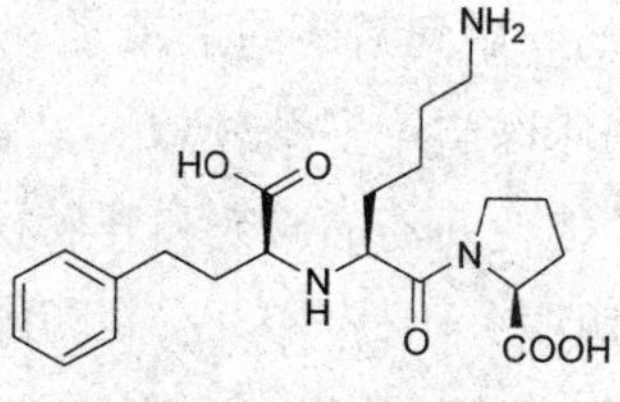

赖诺普利

（十二）青蒿素

青蒿素（Artemisinin）为我国科学家在1971年首次从菊科植物黄花蒿中分离得到的新型结构的过氧化物倍半萜内酯，1976年确证其化学结构。青蒿素的出现，解决了传统抗疟药如奎宁、氯喹、伯喹等不能通过血脑屏障治疗脑型疟疾和抗药性问题，为当时东南亚和非洲地区的疟疾预防和治疗起了很大作用，从而为世界卫生组织所认同。

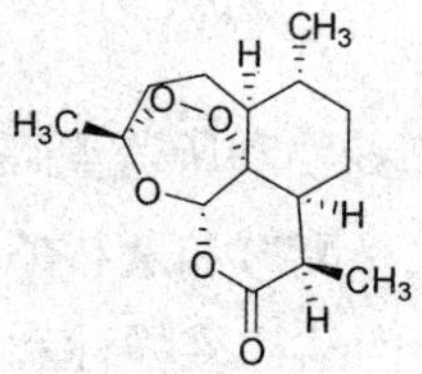

青蒿素

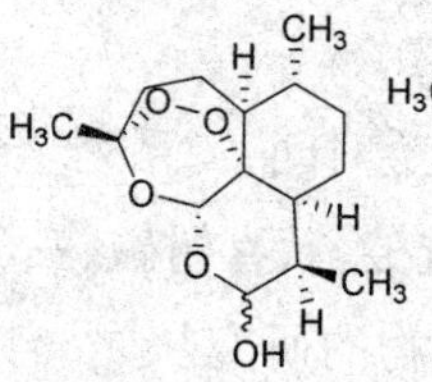

双氢青蒿素

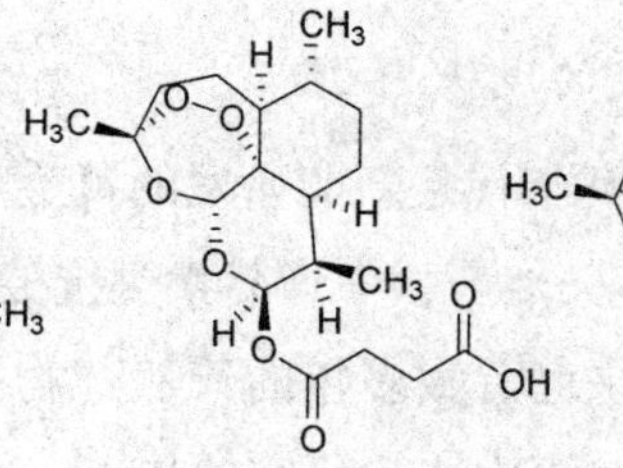

青蒿琥酯

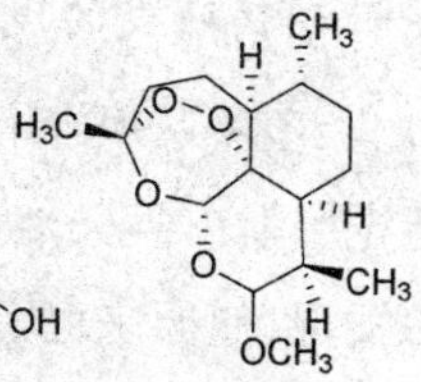

蒿甲醚

青蒿素的抗疟作用和它独特的化学结构吸引了不少化学家。20世纪80年代后，青蒿素的衍生物和类似物受到国内外研究者关注，进一步的研究工作在世界范围内开展。

对青蒿素进行结构改造可将C－10位羰基还原为羟基，得到双氢青蒿素，抗疟作用比青蒿素强1倍，再将羟基醚化可得到蒿甲醚，与氯喹几乎无交叉耐药性，双氢青蒿素的羟基与琥珀酸成酯得到青蒿琥酯，其钠盐可制成粉针剂用于静脉注射，起效快，适用于抢救脑型疟和危重疟疾病人。

回顾20多年来对青蒿素的研究历程，青蒿素的成功不但是从植物有效成分中寻找创新药物的范例，也可认为是中药现代化的一种成功尝试。

第四节　新药研究与开发简介

新药的研究与开发是药物化学学科的重要和主要任务之一。从研究获得先导化合物开始到新药的上市是一个复杂的系统工程，涉及药学及生物学科、化学学科、临床医学等多个领域。只有将这一系统工程中的各个环节统筹协调，合理安排，才能使新药的研究和开发得以顺利进行，获得安全、有效、可控的药品，为人民的健康服务。另一方面，新药的研究开发也是一个耗资和费时的工程。据统计，一个全新药物从研发到上市，需要12～15年的时间，平均耗资约8亿美元。在进行活性筛选的化合物中，大约10000种化合物中有10种进入到临床实验，而仅有1种药物上市。这就需要对此工程整体有充分理智的认识，使研究工作建立在比较合理的基础之上，提高成功的概率，尽可能地降低不必要的财力、人力和物力的耗费。

新药研究与开发的内容比较多，涉及的面也比较广，很难在有限的篇幅内详细阐述，在这里只作简单介绍。

一、新药研发的现状和存在的问题

（一）新药研发的现状

20世纪70～90年代是新药研发的黄金时间，一系列全新药物和所谓重磅炸弹式新药先后上市。天然药物中青蒿素类抗疟药、喜树碱、三尖杉酯碱和紫杉醇类抗癌药的发现，使原来已沉寂多年的天然药物的研究从先导物的结构多样性和作用机理的新颖性角度，再次成为研究的热点。在此期间，合成药中首个β-肾上腺素能阻滞剂创造了全新药物独占市场周期的时间记录。组胺H_2-受体阻滞剂成了市场上重磅炸弹式新药的首例。喹诺酮类合成抗菌药、血管紧张素转化酶和血管紧张素Ⅱ受体抑制剂以及二氢吡啶类钙拮抗剂类的各种降血压新药先后问世，而一系列他汀类（HMG－CoA还原酶抑制剂）的出现开辟了调脂药的新时代。90年代后为加速先导物的类似物、衍生物的合成和生物活性筛选的速度，出现了组合化学和高通量筛选两大关键技术并得到快速发展。人们曾对它们寄予厚望，但至今组合化学和高通量筛选方法和技术在先导物的结构多样性和活性筛选的准确性上不尽如人意。新药研发的速度和命中率并未提高，新药研发成本不但未降反而大幅上升。在经历了近10年的实践检验后，人们又发现生物活性天然产物仍然是先导物发现的重要途径，而传统的行之有效的药物化学理论和方法的活力依旧。

虽然新药研究在理论、方法和技术上有很大发展和提高，一些新方法和技术得到广泛应用，可是近10年全球新药研究开发出现明显衰退趋势。以美国为例，每个新药研发的平均投资高达5亿~8亿美元，是10年前的两倍，而每年推出的上市新药却不到一半。新药平均研发周期则长达12~15年。为了支撑新药研发的巨大资金投入和同行激烈的竞争，全球制药企业并购成风。然而每年经FDA批准的新的化学实体数却逐年递减，2000~2012年FDA批准的NCE(不包括生物药物)共251个，平均每年20.9个，上世纪最后10年(1990~1999年)共批准311个，平均每年31.1个(见图3-2)，新纪元每年新药的产出平均降低1/3，反映了产出率降低的趋势。

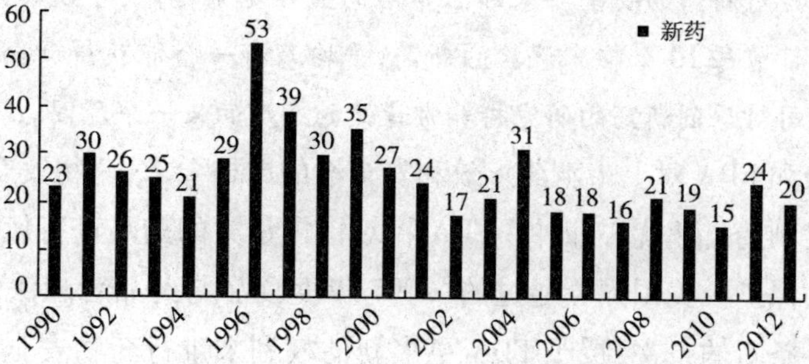

图3-2　1990~2012年间每年FDA批准新化学实体数

(二)新药研发存在的问题

制药行业面临的挑战和问题是缺乏创新，这已是不争的事实。由于原创性新药研发的风险高，资金投入大，一些大型制药公司的工作重点已由原创型新药转移到me-too，或开发已上市药品的新的剂型和新的适应症，以缩短研发周期和减少资金投入。此类模仿性新药由于市场早已被分割，难以形成20世纪70~90年代涌现的重磅炸弹式新药。

当前全球新药研发面临的另一个严峻问题是一些大公司主要产品的专利保护在2006~2012年间陆续到期，但又缺乏后续的原创性的具有市场独占权的新产品。这使一些制药业巨人的经营情况在今后几年中日益困难，再加上巨额的市场营销费用，使今后投入原创新药研发的资金明显不足。

你知道吗

全球新药研发失利的著名案例

近几年,全球新药研发失利的著名安例有:2006 年因安全原因辉瑞公司终止了提高高密度脂蛋白的调脂药 Torcetrapib 的临床试验。此药在患者用药 2 年后发现动脉粥样硬化的形成与对照组无显著差异,公司为临床研究已花费 8 亿美元;2007 年阿斯得康合作伙伴 AtheroGenics 宣布,原希望减少心脏动脏壁上细胞和脂肪堆积,防止动脉狭窄的新药 AGI－1067 临床试验失利,导致了阿斯得康公司股票狂跌 60%。由于各国药政法规对新药的安全要求和上市后的监控越来越严,导致新药临床试验的淘汰率升高。目前每 10 个临床试验的新药,平均只有一个能获得新药证书后上市。这是使制药公司对原创新药的研究持非常谨慎的态度的又一个原因。

由于公众和 FDA 对上市新药疗效和安全性的严格要求,药物安全问题带来的不确定性也使制药行业忧心忡忡。FDA 将对销售量大的药品进行风险评估,提高对公众健康的保护。美国国会通过的“2007 年度食品与药品管理法修正法案”中提出的约 200 条新的条文,授予 FDA 更多新的权利来进行药物安全审查,包括要求生产商在药品上市后进行额外的临床研究,如果检测到安全问题则需更换标签和仿单说明。这种临床 IV 期跟踪使新药研发费用不断增加。例如 10 年前,COX－2抑制剂曾作为非甾体抗炎镇痛的新药,默克公司的罗非昔布和辉瑞公司的塞来昔布曾风光一时。后发现此类药物能增加患者心血管疾病及中风危险,使罗非昔布撤出市场,现在此类药物必须严格控制使用。

因缺乏原创性新药,模仿性新药成了研发重点,由此导致上市新药的市场独占时间越来越短。回想 1968 年首个 β-肾上腺素能阻滞剂普萘洛尔作为降压药曾独领风骚,占领市场长达 10 年之久。它的第一个 me-too 药美托洛尔在 1978 年才上市。首个组胺 H_2—受体阻滞剂西咪替丁作为抗溃疡药在 1977 年上市后,过了 6 年才上市重磅炸弹式 me-too 新药雷尼替丁。他汀类调脂药是 me-too 类药物激烈竞争的一个例子,首个他汀类上市药品是 1987 默克公司的洛伐他汀,第二年辛伐他汀上市,接着氟伐他汀、阿托伐他汀、西立伐他汀和普伐他汀相继问世。目前不少新药上市后不足一年,既有类同产品分享市场。

二、新药研究与开发过程简述

新药是指首次用作药物的新化学实体。根据我国2007年10月1日开始执行的《药品注册管理办法》规定:新药指未曾在中国境内上市销售的药品。对已上市药品改变剂型、改变给药途径、增加新适应症的药品,也属于新药范畴。

新药的研究开发过程是一个复杂的系统工程,涉及药学、生物学、化学及临床医学等多个学科。包括选题立项、临床前研究、申报临床、临床研究、申报生产与上市、新药推广等多个过程,并与组织管理协调、规范的专业研究、申报与审批、知识产权保护等诸多方面密切相关,只有将这一系统工程中的各个环节统筹协调,合理安排,才能使新药的研究开发顺利进行。

新药研究与开发大致可分为两个阶段:研究阶段和开发阶段。这两个阶段是相继发生、相互联系的。区分两个阶段的标志是候选药物的确定,即在确定候选药物之前为研究阶段,确定之后的工作为开发阶段。所谓候选药物是指拟进行系统的临床前试验并进入临床研究的活性化合物。

(一)新药研究阶段

新药的研究实际上是新药发现的过程。在确定了所治疗疾病的类型或药物作用的受体或靶点以后,所进行的工作主要是先导化合物的确定和优化。通过对先导化合物进行结构修饰和改造而获得目的化合物,再通过生物学的各项评价,研究化学结构的药效、毒性及其与机体的相互作用,并对构效关系进行研究,同时将其作为候选药物进行进一步研究。

确定治疗疾病的作用靶点,是创制新药的出发点,也是以后施行的各种操作的依据。目前,较为新兴的确认靶标的技术主要有两个:一是利用基因重组技术建立转基因动物模型或进行基因敲除以验证与特定代谢途径相关或表型的靶标。二是利用反义寡核苷酸技术通过抑制特定的信使RNA对蛋白质的翻译来确认新的靶标。

靶点选定以后,要建立生物学模型,以筛选和评价化合物的活性。对于符合筛选标准的化合物可以继续进行研究,否则需要尽快结束研究。一般试验模型标准大致包括:化合物体外实验的活性强度;动物模型是否能反映人体相应的疾病状态;药物的剂量(浓度)—效应关系等。

近几年来,为了规避药物开发的后期风险,一般同时进行药物的药代动力学模型评价、药物稳定性试验等。

（二）新药开发阶段

新药的开发阶段是决定一个候选药物从实验室走向市场的重要过程。这个阶段主要分为两部分：前期开发和后期开发。前期开发主要包括临床前药理、毒理学研究，研究中新药的制备申请等；后期开发主要涉及药物的临床研究工作，以及这些临床前及临床中所得到数据的整理和药物的工艺化过程。

前期开发主要进行药物安全性和有效性实验、动物实验及其准备工作，包括药学、药效、药理和毒理研究并进行临床申报。这个过程涉及药效学研究、药物作用机制研究、安全药理学研究（包括亚急性毒性研究，长期毒理学研究，致突变、致畸、致癌三致试验和特殊毒性试验）和药物代谢动力学研究等，是新药进入人体临床研究前研究的重要步骤，目的是充分揭示临床研究和临床用药的安全性和有效性。包括药物的体内和体外动物研究的评价、动物与人体的生物学的相似性、非临床与临床研究的相关性，决定了药品非临床研究在安全性和有效性评价中的重要作用。再对基础研究结果的可靠性、有效性及将来适应市场价格的能力等方面的全面分析。这些试验大概需要 3 ~ 5 年的时间。

临床试验是后期开发工作中的重点。新药临床试验大多分为 4 期，世界各国政府对每期临床实验都提出了基本的原则和技术要求。Ⅰ期临床试验，又称临床药理和毒性作用试验期，是初步的临床药理学及人体安全性评价试验。观察人体对于新药的耐受程度和药物代谢动力学，以及治疗剂量时的药物疗效和可能发生的不良反应等，为制定给药方案提供依据。主要在健康志愿者中进行。试验的主要目的是确定安全有效的人用剂量和设计合理的治疗方案，为Ⅱ期临床试验做准备。此阶段大概需要 1 年时间，由 20 ~ 80 例正常健康志愿者参加。Ⅱ期临床试验，也称临床治疗效果的初步探索试验，也是随机盲法对照临床试验。此阶段需要 100 ~ 300 名志愿患者参与。这个阶段大约需要 2 年时间。初步的临床药理学及人体安全性评价试验，主要对药物的疗效、安全性、药物动力学和生物利用度进行研究，观察患者和健康人的药物动力学差异。必须观察药物对每一位患者的疗效和安全性，确定推荐临床给药剂量。Ⅲ期临床试验，也称治疗的全面评价临床试验和扩大多中心临床试验。在初步确定新药的疗效后，必须用相当数量的同种病例，遵循随机对照原则，与现有的标准药物（也称参比对照药物）进行大规模的对比研究，所需病例不少于 300 例，有的药物甚至超过千例。所选病例必须有严格的标准,合格者方可进入临床治疗,必须有明确的疗效标准和安全性评价标准,通过严格的对比试验研究,全面评价新药的疗效和安全性,进一步评价新药的有效性和安全性,决定是否能生产上市。Ⅳ期临床试验,也称上市后临床监视期。经过Ⅰ~Ⅲ期临床试验后,新药获准试生产与销售,通过上市以后的临床调查,即Ⅳ期临床试验,病例数大于2000例,扩大范围监视药物有无副作用及副作用发生率,目的在于考察药物在被广泛使用条件下的疗效和不良反应。如果发现有明显的新药缺陷(如疗效不理想、严重不良反应或罕见不良反应),上市后仍可淘汰。

三、药物研发中的知识产权保护

全世界每年用于新药研究与开发的费用高达500亿~800亿美元,占销售额的10%~15%,平均每个新药的开发费用超过10亿美元,费时8~12年。如此高昂的新药研发成本,必然以制药企业的高额利润作为基础,而巨大的经济利益源于制药企业对新药知识产权的拥有。

专利即对新药知识产权的保护,可使企业获得新药独占市场20年的机会,这会为企业带来高额的经济回报。世界各制药企业都非常重视新药知识产权的保护。我国加入WTO后,必须遵守国际通行的知识产权保护制度。

专利通常指专利权,是由国家专利行政部门依据专利法的规定,对符合授权条件的专利申请的申请人,授予一种实施其发明创造的专有权。我国专利法规定的专利包括发明专利、实用新型专利、外观设计专利3种。专利具有独占性、时效性、地域性等特点:独占性即专利权所属领域任何人不得侵犯;时效性指专利权有一定的时间范围,没有永恒的专利;地域性指专利是有地域范围的,没有一个全世界通行的专利。在我国,发明专利是从申请之日起20年为限。

药品专利的保护对象主要是药品领域的新的发明创造,包括药物的结构、合成工艺、提取方法、理化性质及纯度、剂型选择、处方筛选、制备工艺、检验方法、质量指标、稳定性、药理、毒理、动物药代动力学等。中药制剂还包括原药材的来源、加工及炮制等;生物制品还包括菌毒种、细胞株、生物组织等起始材料的质量标准、保存条件、遗传稳定性及免疫学的研究等。

对医药企业而言,对新药的知识产权保护,通常以专利权(发明专利和药品包装外观设计专利)和商标权为主。此外,对新药的完整的知识产权保护策略,还包括知识产权内容的行政保护、新药监测期保护、中药品种保护、商业秘密(包括未披露数据)的保护。通过对新药研发过程中不同阶段相关技术成果的知识产权权利形态的分析,可以促使我们根据新药研发的具体特点,结合管理办法的要求采取相应的知识产权保护策略和方法。

医药工业的最大特点是对专利的高度依赖和发达国家对专利药品的高度垄断。中国加入 WTO 后,之前的贸易保护壁垒已完全被打破,这对于目前以仿制药为支柱的我国医药企业,无疑是严峻的考验。为鼓励药品的研究开发与创新,我国也先后出台了相关的知识产权法律、法规。如对于药品的安全监测期,我国食品药品监督管理局对药品生产企业生产的新药品种设立不超过 5 年的监测期,在监测期内,不得批准其他企业生产或进口该品种。而新药也包括了某些并非真正的创新药品,如国外已经开发但未在中国获得专利保护的品种,因而给中国企业合理仿制未在中国境内获得专利保护的新药争取了机会对于药品的行政保护,其保护的对象是与中国签有协议的外国企业或个人的药品发明,药品行政保护的期限为 7 年零 6 个月,自药品行政保护证书颁发之日起计算,并将于其专利全部过期后失效。对于中药品种的保护,其保护对象是在中国境内生产的、已列入国家药品标准、对特定疾病有特殊的或显著的疗效,且其质量及标准符合要求的品种。中药品种保护的目的是为了提高中药品种的质量保护的期限和手段。对商标的保护,其保护对象是药品经营或销售中为了区别商品的可观性标志;保护的目的是为了促进生产经营者保证商品质量和维护商标信誉,保障消费者和生产、经营者的利益;条件是无他人在同一商品或类似商品上注册过相同或类似的商标。我国商标保护期限为 10 年,自核准注册之日起计算,期满前可申请继续注册,每次 10 年。我国对人用药品实行商标强制注册制度。

(崔成红)

第四章　药理学

学习目标

掌握：

1. 药理学的概念及其研究内容；
2. 药效动力学、药代动力学的基本概念和主要研究内容；
3. 药物作用的一般规律，药物不良反应定义以及分类；
4. 药物的首过消除、血浆半衰期、生物利用度概念；
5. 常用药物及其药理作用。

熟悉：

1. 药物的体内过程和药物的量效关系；
2. 药理学的主要分支学科及毒理学的研究方法；
3. 常见药物的作用机制；
4. 药理学的发展历史。

第一节　药理学的性质与任务

一、药理学的概念及与其他学科的关系

(一)药理学的概念

药理学(Pharmacology)是研究药物与机体(包括病原体)相互作用的规律及其原理，是为临床合理用药防治疾病提供基本理论的医学基础学科。

现代科学研究认为，药理学是研究药物的学科之一，是一门为临床合理用药防

治疾病提供基本理论的基础学科。它一方面研究在药物影响下机体细胞功能如何发生变化,另一方面研究药物本身在体内的过程,即机体对药物进行处置,包括药物的吸收、分布、生物转化和排泄。前者称为药物效应动力学,简称药效学;后者称为药物代谢动力学,简称药动学。

通过药理学研究,可以为开发研究新药或新剂型提供实验资料,并可以阐明药物作用机制,进一步了解机体的生理生化过程本质和疾病的发生发展过程。

(二)药理学与其他学科的关系

首先药理学是一门基础科学,它应用生物化学、生理学、生物学以及其他许多生物科学分支的知识、概念和技术在整体、器官、细胞或分子水平上研究药物在任何一种动物体内的动态过程及其发挥的作用。因此,药理学是以生理学、生化学、病理学等为基础的交叉学科。例如临床上对于心绞痛治疗,首先通过生理学知识可以了解到心肌营养的供应是由冠脉循环来完成的;借助于病理学、生物化学知识可以知道心肌缺血缺氧,导致无氧代谢产物乳酸、丙酮酸等在心肌内聚集,刺激神经末梢交感神经传入中枢后引发疼痛,而冠状动脉痉挛导致供血不足是心绞痛的重要病理机制。为此,我们才能针对心绞痛的这一病因采用扩张冠状动脉的药物,如硝酸甘油进行治疗。此外,药理学研究的许多成就有助于阐明生物学上的许多基本问题。如从药理学研究发展起来的受体学说,不但成为分子药理学的核心,并且已发展成为生物科学的共同基础和共性理论。另一方面,药理学作为一门应用科学,它主要研究药物对人体的作用、在人体内的动力学过程,以及药物在疾病中的应用。

二、药理学发展简史

(一)本草阶段(或称药物学阶段)

这个阶段的主要内容是用文字记录了人类从史前以来用药物治疗疾病的经验。

例如印度的《吠陀经》,埃及的《埃伯斯纸草本》,我国的《山海经》、《神农本草经》、明代的《本草纲目》,希腊医学家第奥斯库里德编著的《药物学》,古罗马杰出的医学家盖仑的很多论著,阿拉伯人阿维森纳编撰的《医典》等。

(二)近代药理学阶段

实验药理学的创建标志着这一阶段的开始。欧洲文艺复兴以后化学、物理学、解剖学和生理学的兴起,构成实验药理学发展的背景和基础。首先是化学家从药用植物中提取出如吗啡、阿托品、毛果芸香碱、筒箭毒碱等,一些生理学家观察和证实了化学成分的药效和毒性。这一阶段的特点之一是药理学逐渐形成,随着生理学共同发展,形成了药理学和生理学的密切关系。另一个重要发展是化学治疗学揭开了药理学的另一篇章,其特点表现为药理学与合成化学的密切关系,使药理学和制药化学工业结成不可分离的伙伴。

(三)现代药理学阶段

现代药理学阶段从20世纪20年代开始。Clark是这一阶段的先驱人物,他的两点贡献都成为现代药理学的主要特征:一是奠定定量药理学的概念和方法;二是推广Langley和Ehrlich倡议的受点(体)学说。在这一阶段里,化学治疗药物和抗生素的发现,以及20世纪50~60年代新药的“爆炸”性发展,刺激了药理学对药物构效关系、作用机制和体内代谢过程的研究。从大量天然和合成化合物中筛选出来的药物还要求经过严格的临床试用的评价,由此形成了临床药理学。定量药理学和临床药理学的发展使药理学成为在基础医学科学中最早和最多应用生物统计学的学科。从药理学发展起来的受点(体)学说自20世纪70年代已经成为包括临床医学在内的生物医学和药学科学所共有的基础理论。上述特点展示了现代药理学在基础医学、临床医学和药学之间的桥梁作用。

我国近代药理学进展始于20世纪20年代,随着化学学科的发展,如从麻黄中分离提取的麻黄碱确定为麻黄的有效成分,由此开发出一系列的抗哮喘药和升压药。

陈克恢(1898~1988)是我国这一时期的药理学家。他长期致力于中药药理研究,是20世纪国际药理学的一代宗师,也是现代中药药理学研究的创始人。

三、药理学分支

伴随着分子生物学、生物化学、生物物理学和免疫学等学科的迅猛发展,以及生物工程等各种新技术在药理学中的应用,近年来药理学有了很大发展,出现了许多分支学科,将药理学在基础与实用两个方向引入到更深更广的领域。

近几十年来,药理学的研究随着不同学科的发展和相互渗透而形成了许多边缘交叉的分支。向不同生理系统或病历系统发展如神经药理学(包括中枢神经药理学和传出神经药理学)、心血管药理学、平滑肌药理学、激素药理学、生殖药理学、化学治疗学(包括微生物感染的化学治疗学、寄生虫病化学治疗学以及抗生素药理学)和免疫药理学等。向微观发展的药理学分支如细胞药理学、细胞电药理学、分子药理学和受体药理学等。其中,分子药理学是当代药理学理论研究的核心,许多药理学理论都建立在分子水平上。药物基因组学将研究内容与基因及其功能相联系,导致药理学研究视野更加开阔,更加深入。后基因组时代的到来,产生了药物蛋白质组学。实际上,蛋白质组学技术已经渗透到药理学研究的很多领域,比如分子药理学筛选模型的建立、药物作用机制的研究、药物不良反应评价等。基因芯片技术和 RNA 干扰技术的发展及应用,在病原体致病与耐药机制的研究、药物靶点筛选验证、抑制病毒感染等方面显示了巨大的潜能。以人为研究和服务对象的临床药理学将药理学的基本理论和知识推向临床应用,并与临床应用技术结合起来,将药理效应转化为临床效应,大大丰富了药理学的研究内容,开辟了新的、广阔的药物研究领域。

另外,还有向宏观发展的药理学分支如临床药理学(包括药代动力学和药效动力学)、中药药理学,以及在机体发育的不同阶段进行研究的药理学分支,包括遗传药理学、生殖药理学、围产期药理学、发育药理学和老年药理学等。此外有按基础学科发展的药理学分支,如生化药理学、数学药理学、免疫药理学与遗传药理学等。还有按临床医学学科发展的药理学分支,如眼科药理学、儿科药理学、产科药理学和皮肤科药理学等,以及生物功能的时间节律对药理作用影响的时间药理学。

第二节　药理学研究内容

临床上医生遵循药效学和药动学的基本原则,根据病人的病情选择合适的药物,使药物在其体内达到最佳效应浓度和最小的不良反应,以达到最佳治疗目的。药效学主要包括药物浓度与效应的关系,而药动学则包括药物剂量与效应之间的关系。药动学的过程——吸收、分布、消除决定了药物以多大速度和多大浓度达到作用部位,以及作用时间能维持多久。药效学则与药物的最大效应和敏感性相联系。

了解了药物浓度和效应之间的关系,临床医师就可以针对每个病人的具体的生理或病理状态调整药物的使用。由此可见,药动学和药效学在临床上的重要意义在于通过其基本原则的应用提高治疗效能和最大程度地降低毒性。

一、药效动力学

药效动力学是对药物作用和作用机制的研究。其任务是阐明药物作用及其作用机制以及研究药物作用与剂量间的关系和规律,其目的在于为临床合理用药和研制新的、疗效更好的药物提供坚实的基础。

药物总是通过干扰或影响机体的生理和生化过程体现出药物的效应。药物可增强(兴奋)或减弱(抑制)机体原有的功能状态,然而大多数药物的兴奋和抑制效应是相对地局限于某一系统、器官、组织或细胞。另一方面,药物对机体的作用能否产生,关键取决于药物在靶器官部位能否达到有效浓度。因此,掌握药物作用的一般规律,将有助于了解药物的药效学。

(一)药物作用的一般规律

药物作用是指药物对机体生理、生化机能所引起的变化或效应,如肾上腺素所引起的生理反应为心率加快,生化反应为血糖升高,临床效应为平喘等。尽管药物作用和药物效应两者有所区别,但却常常相互通用。药物作用有下列一些基本规律:

1. 药物作用的选择性

是指机体的各组织器官对药物的敏感性不同。它是药物分类的依据。目前没有一种药物只作用于一种细胞或一种组织并且只产生一种效应。选择性高,则活性高,针对性强;选择性低,则作用广,针对性不强,不良反应多。

选择性产生的原因包括:药物与组织亲和力的大小;组织细胞对药物的反应性高低。

2. 药物作用的两重性

药物作用具有治疗效应和不良反应两重性。

(1)治疗作用:包括对因治疗和对症治疗。对因治疗是指针对病因治疗,如用抗菌药杀灭病原微生物,以控制传染病;对症治疗是指用药改善疾病症状,如用解热镇痛药使发热病人体温下降。急则治标,缓则治本,二者同等重要,某些情况下应标本兼治。

(2)不良反应(ADR):是指凡是不符合用药目的对人体不利或有害的作用。按照世界卫生组织(WHO)国际药物监测合作中心的规定,ADR 系指正常剂量的药物用于预防、诊断、治疗疾病或调节生理机能时出现的有害的和与用药目的无关的反应。它既不包括无意或有意超剂量用药引起的有害反应即用药不当引起的反应,也不同于医疗事故以及因药品质量问题而引起的有害反应。不良反应有以下几种类型:

①副作用:药物在治疗量时,出现的与治疗目的无关的不适反应。如阿托品用于解除胃肠痉挛时,引起的心悸、口干、便秘等。

②毒性反应:药物在体内达到最小中毒量时,引起的不良反应。可分为急性毒性和慢性毒性反应。注意剂量的个体化是防止毒性反应的主要措施。

③变态反应(过敏反应):机体受药物刺激时,发生的异常免疫反应。如青霉素引起过敏性休克。

④停药反应:是指突然停药后原有疾病的加剧,又称回跃反应,例如长期服用可乐定降压,停药次日血压将剧烈回升。

⑤后遗效应:停药后血药浓度降至有效浓度以下时,仍有残留的生物效应。如服用巴比妥类次晨出现的乏力、困倦等现象。

⑥特异质反应:大半是由于个体生化机制异常所致,多与遗传有关。如红细胞葡萄糖-6-磷酸脱氢酶缺乏引起的还原型谷胱甘肽缺乏的患者,服用磺胺类药物时,可能引起溶血。

由于药物种类日益增多和药物的滥用现象严重,药物的不良反应发生率越来越高,危害越来越大,值得予以足够的重视。根据 WHO 的报告,全球药品不良反应发生率高达 5% ~20%,住院病人中药品不良反应发生率为 10% ~15%,世界死亡人群中竟有 1/3 死于药源性疾病。

你知道吗

药品不良反应有多种分类方法,按其与药理作用有无关联而分为两类:A 型和 B 型。

A 型药物不良反应又称为剂量相关的不良反应。该反应为药理作用增强所致,常和剂量有关,可以预测,发生率高而死亡率低,如苯二氮卓类引起的嗜睡,抗凝药所致出血等。

B 型是与正常药理作用完全无关的一种异常反应,又称剂量不相关的不良反应。如氟烷引致的恶性高热,青霉素引起的过敏性休克。其特点是难以预测,发生率低(据国外数据,占药物不良反应的 20% ~25%),但死亡率高。B 型不良反应又可分为药物异常性和病人异常性两种，前者包括药物有效成分、分解产物，以及药物的添加剂、增溶剂、稳定剂、着色剂、赋形剂和杂质等所引起的异常作用；后者主要与病人的特异性遗传素质有关，如红细胞葡萄糖-6-磷酸脱氢酶缺乏所致的溶血性贫血等。此外，药物过敏反应、致癌和致畸作用也属于B型不良反应。

3. 药物不良反应与不良事件辨析

(1)基本概念

①药物不良事件(ADE)指在用药治疗期间发生的不良药害事件，它不一定与治疗有因果关系，既包括药物不良反应，也包括用药不当引起的毒性反应和因药品质量问题(如假药、劣药)而引起的有害反应。

②非预期不良反应(UAR)指在上市前的临床试验中未被发现的药物不良反应，因而在药品说明书中没有记载，是上市后监测的重点，又称意外不良反应。

③药源性疾病(DID)指药品不良反应造成的机体组织、器官持续功能性或器质性损害，引发一系列临床症状和体征。DID一般不包括超量、误服和错用药物所引起的疾病。

(2)不良事件回顾

近年来，我国的药品安全性事件频繁发生，其中通报全国的事件包括：安徽省泗县的甲肝疫苗事件、莲必治注射液引起的急性肾功能损伤事件、苯甲醇引起的小儿臀肌挛缩事件、“齐二药”假药事件、鱼腥草注射液等的严重过敏反应事件、“欣弗”不良事件等。其中造成安全性问题的原因各异，有假、劣药引起的伤害事件，还有不合理使用、不正确用药引起的伤害，还有药品本身不良反应所造成的伤害，这些都提示药品上市后仍然存在极大的用药风险问题。

(二)药物的作用机制

药物的作用机制十分复杂，大致可分为以下几类：

1. 理化机制

改变细胞周围的理化条件而发挥疗效。如抗酸药中和胃酸，甘露醇在肾小管内提升渗透压而利尿。

2. 补充机体缺乏的各种物质

如夜盲症补充维生素A，呆小症补充甲状腺激素，缺铁性贫血补充铁剂。

3. 影响体内生物活性物质(如神经递质、酶、激素等)

影响神经递质的合成、摄取、释放、灭活等方式改变递质在体内或作用部位的量而产生拟似或拮抗传出神经的作用，如口服格列吡嗪通过促进胰岛素分泌而降低血糖等。

4. 作用于特定的靶位

大多数药物属于此类，也称结构特异性药物，药物的生物活性与特异的化学结构密切相关。它们能与机体生物大分子的功能基团结合，如作用于离子通道或受体，诱发一系列生理、生化效应，如抗心律失常药可影响 Na^+、Ca^{2+} 或 K^+ 离子通道。作用于受体的药物，根据与受体作用的情况，又可将药物分为激动药、拮抗药等类型。如阿托品是 M 受体阻断药，肾上腺素是 β 受体激动药。

（三）药物的量效关系

药理效应与剂量在一定范围内成比例，即剂量—效应关系。以效应强弱为纵坐标，药物剂量或浓度为横坐标作图可得量效曲线。药理效应可分为量反应和质反应。两种反应均可由药物的剂量或浓度的增加而增强，有一定的规律性。

1. 量反应

药理效应是连续增减的量变，称为量反应（如图 4－1）。用数或量分级表示的，如心率、血压、尿量、血糖浓度等。

2. 质反应

有些药理效应只能用全或无、阳性或阴性表示，如睡眠、死亡等。

3. 半数有效剂量（ED_{50}）及半数致死剂量（LD_{50}）

能引起 50% 阳性反应或 50% 最大效应的浓度或剂量，分别用半数有效浓度（EC_{50}）及半数有效剂量（ED_{50}）表示。如果效应指标为死亡则可改用半数致死浓度（LC_{50}）、半数致死剂量（LD_{50}）表示。可以用这些指标比较两药的作用强度和毒性大小。

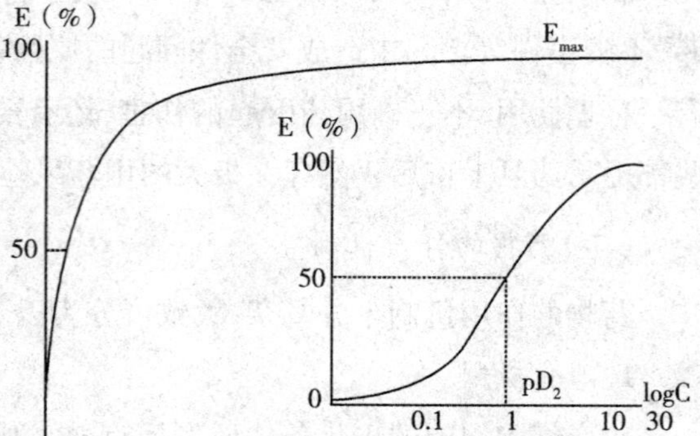

图 4－1　药物的量效关系曲线

4. 药物的安全性评价

用治疗指数（TI）或安全指数，$TI = LD_{50}/ED_{50}$，安全指数 $= LD_5/ED_{95}$，数值越大越安全。

二、药物体内过程与药物代谢动力学

药动学是研究药物的体内过程包括吸收、分布、代谢和排泄过程，以及血药浓度随时间而变化的规律的科学。药动学不仅是现代药理学的重要组成部分，而且在新药设计、提高疗效与减少毒性、优选用药方案与改进药物剂型等方面都具有重要的理论指导意义。

（一）药物的体内过程

1. 药物通过生物膜的转运

药物的跨膜转运方式有三种，即被动转运、主动转运和膜动转运。

（1）被动转运：分子量小、脂溶性大的、极性小的药物容易以这种方式通过。其特点是：①由高浓度侧向低浓度侧转运；②速度与膜两侧浓差成正比；③不消耗ATP。这种方式又可分为三种类型：简单扩散、易化扩散、滤过。

（2）主动转运：借助生物膜上载体蛋白的作用，使药物逆浓度梯度或电化学梯度跨膜转运，需消耗能量，具有结构特异性、饱和性和竞争抑制现象。

（3）膜动转运：大分子物质通过细胞膜的运动进入细胞或到细胞外的过程。

2. 吸收

吸收是指药物从用药部位进入血液循环的过程。根据吸收部位可分为口服、直肠给药、注射给药、呼吸道给药及经皮给药。吸收速率主要取决于药物的理化性质、剂型、剂量、给药途径、可供吸收部位的面积与血流量等。首过消除是指某些药物经肠壁或肝脏转化使其进入体循环药量减少的一种现象。而口腔吸收、直肠吸收没有首过效应。

3. 分布

药物在体内的分布多数是不均匀的，并且处于动态平衡状态中，即随药物的吸收与排泄情况不断变化着。药理作用强度取决于药物在靶器官的浓度。药物首先分布到血流丰富的组织器官，然后再向分布容积大的组织转移。体内屏障会影响药物的分布，如血脑屏障（阿托品季铵化变为甲基阿托品后不能通过血脑屏障）、胎盘屏障等。

4. 代谢

药物在体内发生的化学结构改变，也称生物转化。主要代谢器官是肝脏，参与药物代谢的酶称为药酶。药物代谢直接影响药物的疗效和作用时间，也可以影响药物的安全性，因此，通过对药物代谢规律的研究可以为临床合理用药、个体化给药方案的制订以及制剂处方的设计提供可靠的依据。

5. 排泄

肾脏是大多数药物排泄的重要器官，经胆汁排泄也较重要，某些药物也可从肺、乳腺、唾液腺或汗腺排出。

进行肝肠循环的药物排泄减慢，抑制肝肠循环可促进药物排泄。如强心甙中毒时可用考来烯胺来抑制肝肠循环，促进药物排泄。

（二）药物代谢动力学

通过药动学研究可以估计药物的治疗和毒性作用，以及选择和调整药物剂量和给药间隔时间。

1. 体内药量变化的时间过程——药—时曲线

体内药量或血药浓度的变化是一个连续的动态过程。给药后不同时间采血、测定血药浓度，以血药浓度为纵坐标，时间为横坐标可绘出血药浓度—时间曲线，简称药—时曲线。通过药—时曲线可定量地分析药物在体内的动态变化规律（如图 4－2）。

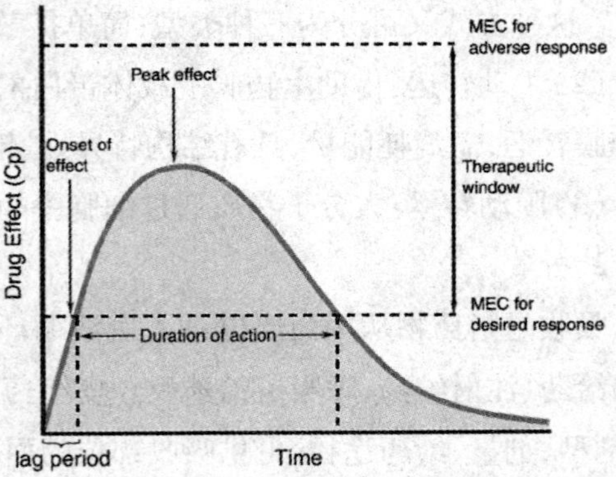

图 4－2 单次给药后的血药浓度

2. 生物利用度

指药物吸收进入血液循环的程度和速度。

生物利用度用来描述药物吸收过程的总结果，与吸收并不是同义词。因为有时药物吸收尽管很完全，但由于首过消除的影响，生物利用度也可以很低。

制剂中的差异，使不同工厂生产或同一工厂生产不同批号的同一产品的生物利用度可能不同。

3. 血浆半衰期（$t_{1/2}$）

指血药浓度下降一半所需要的时间。一般来说 $t_{1/2}$ 短的药物，在体内清除快；而 $t_{1/2}$ 长的药物，在体内清除慢。

你知道吗

上世纪60年代在澳大利亚发生的苯妥英钠中毒事件就是因为癫痫患者服用了乳糖为赋形剂的苯妥英钠后，患者出现共济失调、精神障碍及复视等神经症状。碳酸钙与苯妥英钠形成复盐，可减少苯妥英钠的吸收。如将赋形剂改为乳糖，由于乳糖不与苯妥英钠发生相互作用，可使苯妥英钠的吸收率增加20%～30%，增加了苯妥英钠的生物利用度，血药浓度升高，出现中毒症状。

4. 多次恒速给药

在临床治疗中为了维持有效血药浓度，通常采用等剂量等时间间隔多次重复给药。这种给药方法的药时曲线，开始呈峰值与谷值交替组成的锯齿形上升，然后逐渐趋于平稳，并保持在一定水平范围内呈锯齿形波动（如图4－3）。

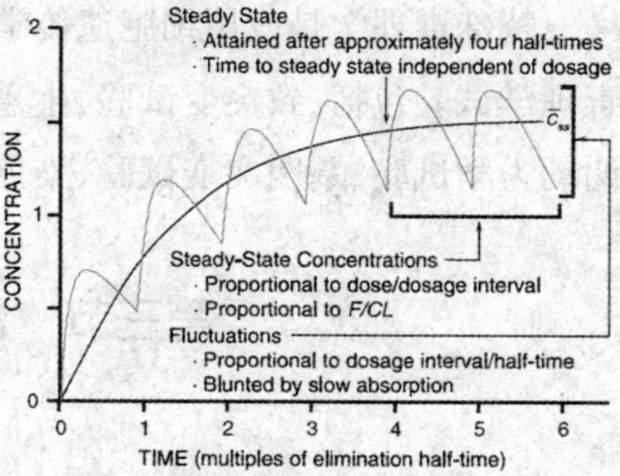

图4－3　连续恒速给药时的时量曲线

三、药物毒理学

毒理学是研究药物的毒性、入侵途径、中毒机理、病理过程，为诊断、治疗、预防中毒及制定有关卫生标准提供依据的一门科学。毒理学也包括对非药用的化学品的研究，如杀虫剂、农用化学品及环境污染给机体造成的毒害作用，称为工业毒理学和环境毒理学。

（一）一般毒理学

1. 急性毒性试验 LD_{50}测定法

急性毒性试验主要是观察受试物或有毒物质经过多种途径一次大剂量进入动物机体后，动物所出现的中毒症状、中毒程度和死亡与否。这是一种相当粗略的半数致死量的测定，但它对受试物毒兴奋剂、毒性靶器官、异常现象的发生率和严重程度具有重要的参考价值。

2. 长期毒性试验

长期毒性试验是观察受试物连续多次给予动物后，大量受试物的蓄积对机体产生严重的毒性反应。该方法是评价受试物重复给药后对动物的中毒反应和严重程度、靶器官损害或可逆性以及确定动物无毒剂量的可靠方法，是评价新药安全性

的一种重要手段,其他任何试验都难以取代动物长期毒性试验。包括:

(1)大鼠(小鼠、狗、猴等)长期毒性试验;

(2)蓄积毒性试验和耐受试验;

(3)迟发性亚急性或亚慢性神经毒性试验。

该方法耗时长,需耗费大量的资金和人力,一般是一次性实验,因此对某些毒性反应的可靠性存在一些问题。长期毒性试验原则上采用拟临床给药途径,但有时无法达到这种要求。总之,当评价新药安全性时应慎重应用长期毒性试验资料。

(二)特殊毒理学

特殊毒理学是应用细胞遗传学基本原理来研究药物引起的癌变和畸形。特殊毒理学试验包括:致突变试验、生殖毒性试验、致癌试验、药物依赖性试验、毒物代谢动力学试验、基因突变试验、染色体突变试验、DNA 损伤测定法等。

第三节　常用药物药理学概述

一、作用于传出神经系统药物

传出神经系统药物根据其作用于乙酰胆碱或肾上腺素是相同还是相反,将其分为拟胆碱药、抗胆碱药、拟肾上腺素药、抗肾上腺素药四类。

表 4-1　传出神经系统药物分类

拟似药(代表药)	拮抗药(代表药)
一、拟胆碱药	一、抗胆碱药
(一)胆碱受体激动药	1. M 受体阻断药(阿托品)
1. M,N 受体激动药(氨甲酰胆碱)	2. N 受体阻断药
2. M 受体激动药(毛果芸香碱)	(1)N_1 受体阻断药(六甲双铵)
3. N 受体激动药(烟碱)	(2)N_2 受体阻断药(琥珀胆碱)
(二)抗胆碱酯酶药(新斯的明)	
二、拟肾上腺素药	二、抗肾上腺素药
1. α 受体激动药(去甲肾上腺素)	1. α 受体阻断药(酚妥拉明、哌唑嗪)
2. α、β 受体激动药(肾上腺素)	2. β 受体阻断药(普萘洛尔)
3. β 受体激动药(异丙肾上腺素)	3. α、β 受体阻断药(拉贝洛尔)

二、作用于中枢神经系统药物

（一）镇静催眠及抗惊厥药

凡是能缓和激动、消除躁动、安定情绪、消除机体相应症状的药物称镇静药。凡能促进和维持近似生理睡眠的药物称催眠药。本类药物随剂量不同呈现不同的药理作用，小剂量时起镇静作用，随着剂量加大可依次出现催眠、抗惊厥等作用，甚至引起昏迷和死亡。长期应用会产生耐受性和依赖性。主要药物包括苯二氮卓类、巴比妥类及水合氯醛、褪黑素等。

惊厥是由于中枢神经系统过度兴奋导致的全身骨骼肌强烈的不随意收缩。常见于高热、破伤风、子痫、癫痫大发作和某些药物中毒等。巴比妥类、苯二氮卓类均有抗惊厥作用。注射硫酸镁也有抗惊厥作用。

（二）抗癫痫药

癫痫是脑局部病灶神经元突发性的异常放电，并向周围扩散引起的大脑功能暂时失调综合征，表现为突然发作、短暂运动感觉功能或精神异常。抗癫痫药主要通过抑制病灶神经元过度（异常）放电，或作用于病灶周围正常神经组织，抑制异常放电的扩散。常见药物有苯妥英钠、卡马西平、苯巴比妥、丙戊酸钠、乙琥胺、地西泮等。

（三）抗精神失常药

精神失常主要包括精神分裂症、躁狂症、抑郁症及焦虑症等。精神分裂症的多巴胺学说认为其病因是由于脑内多巴胺能神经系统功能亢进，故治疗精神分裂症的药物多为多巴胺受体阻断药，如氯丙嗪等。躁狂症和抑郁症的共同的病理生化基础是脑内五羟色胺（5－HT）降低，在此基础上，去甲肾上腺素能神经元功能亢进则为躁狂症，表现为情绪高涨，联想敏捷，活动增多；反之降低则为抑郁症，表现为情绪低落、言语减少、精神活动迟缓。抗躁狂药如碳酸锂通过降低脑内去甲肾上腺素浓度发挥疗效，抗抑郁药如米帕明通过提高脑内去甲肾上腺素水平发挥疗效。

（四）抗帕金森病药

帕金森病是黑质—纹状体通路中多巴胺能神经元功能降低，乙酰胆碱能神经元功能相对亢进而引起的以震颤、肌强、运动迟缓为主要表现的锥体外系疾病。治疗方法主要是补充多巴胺或增强多巴胺功能，亦可降低乙酰胆碱的作用。药物有拟多巴胺类药和抗胆碱能药。

(五)中枢镇痛药与解热镇痛药

缓解疼痛的药物,按其药理作用及作用机制可以分为两大类:一种是作用于中枢神经系统、选择性地消除或缓解痛觉的药物,镇痛的同时意识清醒,其他感觉不受影响,反复应用可成瘾,故称为成瘾性镇痛药或麻醉性镇痛药;另一类是具有镇痛、解热、抗炎作用的药物,对各种钝痛(如头痛、牙痛等)有效。

吗啡通过激动阿片受体激活抗痛系统,产生强大的中枢性镇痛作用,同时有镇静、抑制呼吸、镇咳等作用。

常用的解热镇痛药有阿司匹林、对乙酰氨基酚、布洛芬等。新型解热镇痛药选择性抑制 COX-2,胃肠道和肾脏不良反应少,如塞来昔布、尼美舒利等。

三、作用于心血管系统药物

(一)抗心律失常药

抗心律失常药主要通过降低异位自律性,改变传导及减少后除极等机制发挥抑制或终止快速性心律失常的作用。主要的药物包括钠通道阻滞药如奎尼丁,β受体阻断药如普萘洛尔,钙通道阻滞药如维拉帕米等。

(二)慢性心功能不全药

慢性心功能不全是由多种病因引起的心脏收缩功能和舒张功能受损,心脏不能泵出足够的血液以满足全身组织代谢需要,导致血流动力学、神经—体液系统异常改变、组织灌流量减少、肺循环和(或)体循环瘀血的一种病理生理状态及临床综合征。抗慢性心功能不全药物包括强心苷、非强心苷类正性肌力药,作用于β受体的药物,肾素—血管紧张素抑制药,利尿药和血管扩张药等。

(三)抗心绞痛药

心绞痛的病理生理机制是由于冠状动脉供血不足,导致心肌暂时性缺血缺氧。当心肌氧的需要增加或供应减少,或二者兼有之时,造成供需失衡而引起心绞痛发作。疼痛是由缺血缺氧的代谢产物乳酸、组胺、钾离子等在心肌内蓄积,刺激感觉神经所引起的。

治疗心绞痛的策略是:用于稳定型心绞痛的药物,主要是降低心肌耗氧量,或增加心肌供氧量,或二者兼有;用于变异型心绞痛的药物,对冠脉痉挛的解除或预防是其治疗目标；对不稳定型心绞痛，应尽快控制症状防止发生心肌梗死，改善心肌氧的供需平衡是控制症状的重要措施，纠正冠脉血管内血栓形成倾向是防止心肌梗死的最重要的治疗策略。主要包括三类药物：硝酸酯类如硝酸甘油，β 受体阻断药如普萘洛尔，钙拮抗药类如硝苯地平、维拉帕米等。

（四）抗高血压药

世界卫生组织建议高血压诊断标准为：正常成人安静时血压应低于 140/90 mmHg（18.7/12 kPa）。如高于上述标准，即可诊断为高血压。高血压病的直接并发症有脑血管意外、肾功能衰竭、心力衰竭等。高血压病的药物治疗在近几十年中有显著进展，合理应用抗高血压药物，确能控制血压病减少或防止心、脑、肾等并发症，包括心衰、猝死等，从而降低发病率及死亡率，延长寿命。

你知道吗

理想的抗高血压药应具有的特点

- 有效降压而不产生耐受；
- 不良反应少；
- 不增加甚至改善心血管病的危险因素；
- 能逆转靶器官的损害；
- 可改善生活质量；
- 服药方便，价格便宜。

目前，国内外把应用广泛的抗高血压药称为第一线抗高血压药物，如利尿降压药如氢氯噻嗪，钙拮抗药如硝苯地平，β 受体阻断药和 ACE 抑制药如卡托普利等。血管紧张素Ⅱ受体阻断药是近年来发展的新药，因其具有许多优点，临床也作为常用药。其他抗高血压药物包括中枢性降压药、血管扩张药和一些新药如钾通道开放剂米诺地尔、5－HT 阻断药酮色林等。

（五）动脉粥样硬化药

动脉粥样硬化是一种常见的血管病变。其主要特点是受累的动脉先是在内膜下有脂质的沉着，继而有纤维增生及钙质的沉着，最后形成纤维板块，导致管腔变窄、管壁弹性减退。动脉粥样硬化易累及冠状动脉、主动脉、肾动脉、四肢动脉等。目前临床用于防治动脉粥样硬化的药物可分为调血脂药、抗氧化药、多系脂肪酸类和血管内皮保护药。

四、作用于泌尿、血液、呼吸、消化及其他系统药物

(一)利尿药和脱水药

正常人每昼夜排出的尿量为1~2 L。尿生成包括三个基本过程:肾小球的滤过;肾小管与集合管的重吸收;肾小管和集合管的分泌与排泄。利尿药主要作用于肾脏,通过抑制肾小管对电解质和水的重吸收而使尿量增加,可用于各种水肿以及高血压等疾病的治疗。根据利尿效能和作用部位,利尿药可分为高效、中效和低效利尿药。脱水药通过提高血浆渗透压以及肾小管腔液的渗透压而产生组织脱水和渗透性利尿作用,主要用于脑水肿、青光眼和急性肾衰竭的治疗。

(二)作用于血液的药物

血液由血细胞和血浆构成,血细胞又分为红细胞、白细胞和血小板。循环血液中的红细胞数或血红蛋白量长期低于正常值即为贫血。血液中存在着凝血和抗凝、纤溶核抗纤溶两个对立、统一的过程,当上述平衡失调时,或因凝血亢进,会出现血管内凝血,形成血栓栓塞性疾病,或者因抗凝亢进而出现出血性疾病。大量失血或失血浆(如烧伤)可引起血容量降低,导致休克。作用于血液和造血系统的药物包括抗凝血药、促凝血药、抗贫血药、抗血小板药、促白细胞增生药、血容量扩充药等。

(三)呼吸系统药物

呼吸系统疾病的常见症状为咳、痰、喘,因此呼吸系统常用药物有镇咳药、平喘药和祛痰药。常用的平喘药有β受体激动药如麻黄碱,茶碱类如氨茶碱和二羟丙茶碱,以及抗炎平喘药如倍氯米松和布地奈德等。镇咳药可分为中枢镇咳药如可待因、右美沙芬和外周性镇咳药如苯佐那酯。祛痰药包括恶心祛痰药氯化铵及粘痰溶解药乙酰半胱氨酸等。由于三种症状往往同时存在,在治疗中也有一定内在联系,临床上常用复方制剂。

(四)消化系统药物

常用消化系统药物可分为抗消化性溃疡药、助消化药、止吐药、导泻药和止

泻药。

1. 抗消化性溃疡药

包括抗酸药、抑酸药、黏膜保护药和抗幽门螺旋杆菌药。抗酸药均为弱碱性药物，如氢氧化钠、氢氧化镁等；抑酸药包括 H_2 受体阻断药如西咪替丁，M_1 受体阻断药如哌仑西平，H^+-K^+-ATP 酶抑制剂如奥美拉唑等；黏膜保护药常用硫糖铝和枸橼酸铋钾；在治疗消化性溃疡时，常用阿莫西林等抗菌药抑制幽门螺旋杆菌。

2. 助消化药

包括稀盐酸、胰酶、胃蛋白酶、乳酶生等，主要用于胃炎、消化不良等。

3. 止吐药

常用的止吐药有阻断催吐化学感受区多巴胺受体的甲氧氯普胺以及阻断外周多巴胺受体的多潘立酮，主要用于治疗各种呕吐；阻断 $5-HT_3$ 受体止吐作用强大，常用于治疗化疗、放疗引起的呕吐，如昂丹司琼等。

4. 泻药和止泻药

泻药包括容积性泻药如硫酸镁等，刺激性泻药如酚酞、蒽醌类，以及润滑性泻药如液体石蜡、甘油等。止泻药包括地芬诺酯、药用炭等。

（五）抗组胺药

抗组胺药分为 H_1 受体阻断药和 H_2 受体阻断药。第一代 H_1 受体阻断药包括苯海拉明、异丙嗪、氯苯那敏等，第二代 H_2 受体阻断药包括氯雷他定、阿斯咪唑等，临床上主要用于皮肤黏膜的变态反应性疾病，镇静催眠和晕动症；H_2 受体阻断药主要抑制胃酸分泌，用于胃酸过多引起的胃炎、十二指肠炎和消化性溃疡。

（六）其他

如子宫兴奋药缩宫素等，可兴奋子宫用于引产、催产等。

五、作用于内分泌系统药物

（一）肾上腺皮质激素类药物

肾上腺皮质激素包括糖皮质激素、盐皮质激素、性激素，临床常用的皮质激素是糖皮质激素和盐皮质激素。

常用的糖皮质激素类药物有可的松、氢化可的松、地塞米松、泼尼松等。小剂量主要影响物质代谢，大剂量使用有抗炎、抑制免疫、抗毒、抗休克等作用，临床主要用于替代疗法、自身免疫病、过敏性疾病、器官移植排斥反应、严重感染、防止炎症后遗症及血液病，不良反应较多，包括长期大量使用引起的肾上腺皮质功能亢进综合征及停药反应。

（二）甲状腺素及抗甲状腺素药

甲状腺激素包括甲状腺素（T_4）和三碘甲状腺原氨酸（T_3），主要用于甲状腺激素分泌不足引起的呆小病、黏液性水肿和单纯性甲状腺肿。抗甲状腺药有硫脲类如丙硫氧嘧啶，碘剂等。硫脲类如丙硫氧嘧啶主要用于甲亢的内科治疗，小剂量碘剂用于补充疗法治疗单纯性甲状腺肿，大剂量碘剂主要用于甲亢危象和甲亢术前准备，不宜作长期甲亢治疗。

（三）胰岛素和口服降血糖药

糖尿病是由于遗传、环境、免疫等诸多因素引起的胰岛素分泌绝对或相对不足所致的代谢紊乱性疾病。临床以高血糖为主要特征并伴有糖尿、多饮、多食、多尿等症群，目前还不能根治。将血糖控制到接近正常水平、减少各种并发症的发生是治疗糖尿病的主要目的。药物包括胰岛素和口服降糖药。口服降糖药有磺酰脲类如格列本脲、格列吡嗪等，双胍类如二甲双胍，α－葡萄糖苷酶抑制药如阿卡波糖及餐后降糖药瑞格列奈、罗格列酮等。

六、抗病原微生物药

（一）抗菌药

包括抗生素和人工合成抗菌药。

1. 抗生素

根据结构可分为如下几类：

（1）β－内酰胺类抗生素包括青霉素类、头孢菌素类、β－内酰胺酶抑制剂及新型β－内酰胺类药物。青霉素类常用的有青霉素 G、青霉素 V、甲氧西林（新青 I）、氨苄西林（氨苄青霉素）、阿莫西林（羟氨苄青霉素）等。适用于呼吸道、皮肤软组织、泌尿生殖道感染等。青霉素类药物的主要优点为杀菌作用强，毒副作用少，孕妇及儿童使用较为安全，不影响肝功能，但易发生过敏反应。

头孢菌素类可分为四代。头孢菌素类抗生素具有抗菌谱广、抗菌作用强、毒性低、过敏反应较青霉素少等优点，但价格较为昂贵。有可能发生青霉素交叉过敏反应,有青霉素过敏史者慎用。β-内酰胺酶抑制剂舒巴坦、克拉维酸与青霉素类、头孢菌素类组成的复方制剂,如阿莫西林/克拉维酸、替卡西林/克拉维酸、氨苄西林/舒巴坦、阿莫西林/舒巴坦等,联合使用时有增强抗菌作用和扩大抗菌谱的作用。新型β-内酰胺类如碳青霉烯类有亚胺培南/西斯他丁钠(商品名:泰能)、美罗培南等。

(2)大环内酯类抗生素主要有红霉素、甲红霉素(克拉霉素)、罗红霉素、阿奇霉素、交沙霉素、麦迪霉素、螺旋霉素等。适用于呼吸道、皮肤软组织感染,特别适用于支原体、衣原体和军团菌所引起的感染。对青霉素过敏者可选用此类抗生素。主要不良反应有胃肠道反应(恶心、腹痛、腹泻等)及肝功能异常。

(3)克林霉素类抗生素主要有林可霉素和克林霉素。对厌氧菌感染效果较好。主要用于厌氧菌所致的各种感染和呼吸道感染等。主要不良反应有腹泻或伪膜性肠炎等。

(4)氨基糖苷类抗生素主要有庆大霉素、妥布霉素、奈替米星、阿米卡星(丁胺卡那霉素)为常用品种,为广谱抗生素,对革兰阴性杆菌有良好的杀菌作用,适用于下呼吸道、泌尿道、肠道感染等。氨基糖苷类主要不良反应有过敏反应、耳毒性(可致失聪)、肾毒性和神经毒性。对本类药过敏者禁用,肾功能不全者、老人、孕妇慎用。

(5)四环素类抗生素包括四环素、多西环素等。该类药物抗菌谱广,对革兰阳性肺炎球菌、革兰阴性菌及肺炎支原体、立克次体、螺旋体等均有效。不良反应有胃肠道反应,二重感染,对骨、牙生长有影响,肝肾损害及过敏反应等。

(6)氯霉素类抗生素,氯霉素对革兰阳性、阴性细菌均有抑制作用,对后者作用更强。临床用于治疗伤寒、副伤寒的首选药,对立克次体病等严重感染也有相当疗效。不良反应有抑制骨髓造血功能、胃肠道反应、二重感染和灰婴综合征。

2. 人工合成抗菌药

主要包括喹诺酮类、磺胺类、硝基呋喃类和硝咪唑类等。

(1)喹诺酮类主要有诺氟沙星(氟哌酸)、依诺沙星、环丙沙星、氧氟沙星、左氧氟沙星、培氟沙星、司帕沙星等。喹诺酮类是一类抗菌谱广、抗菌作用强的抗菌药物。喹诺酮类主要不良反应有头痛、头晕、呕吐、腹泻、皮疹等。应注意儿童、孕妇及哺乳期妇女、肾功能不全者慎用。

(2)磺胺类药物的化学结构与PABA极其相似,通过与PABA竞争性抑制二氢叶酸合成酶,阻碍二氢叶酸的形成,从而影响核酸的合成,最终抑制细菌的生长繁殖。根据磺胺类药物的药动学特点和临床用途分为治疗全身感染药物、治疗肠道感染药物和外用药物三类。主要不良反应肾损害、过敏反应、粒细胞减少和血小板减少、葡萄糖－6－磷酸脱氢酶缺乏的患者易引起溶血性贫血、肝损害。

甲氧苄啶(TMP)与磺胺药合用,可使细菌的四氢叶酸的合成受到双重阻断,使磺胺药的抗菌作用增强数倍至数十倍,甚至出现杀菌作用,并延缓耐药性的产生。TMP还可增强其他抗生素(如四环素、庆大霉素、红霉素等)抗菌作用。

(3)硝基呋喃类包括呋喃妥因和呋喃唑酮,可有效地杀灭能引起下尿路感染的革兰阳性和革兰阴性菌,临床主要用于敏感菌引起的急性下尿路感染、肠道感染性疾病。硝咪唑类有甲硝唑、替硝唑等,主要用于厌氧菌感染以及幽门螺杆菌所致的消化性溃疡、滴虫和阿米巴原虫所致的相关感染,不良反应有胃肠道反应、过敏反应和外周神经炎等。

(二)抗结核药

结核病是由结核杆菌引起的慢性、传染性疾病,可累及全身多个器官。一线抗结核药有异烟肼、利福平、吡嗪酰胺、乙胺丁醇、链霉素,二线抗结核药有对氨基水杨酸、乙硫异烟胺、丙硫异烟胺、卡那霉素、卷曲霉素、阿米卡星等。结核病治疗的原则是:早期、规律、全程、适量、联合。

(三)其他

包括抗真菌药、抗病毒药、抗寄生虫药等。

1.抗真菌药

是指具有抑制或杀灭真菌的药物。真菌感染分为浅部真菌感染及深部真菌感染两类。常用的抗真菌药根据化学结构分为四类:①抗生素类抗真菌药如两性霉素和制霉菌素;②唑类抗真菌药如克霉唑、酮康唑、伊曲康唑等;③丙烯胺类抗真菌药如盐酸萘替芬、特比萘芬;④嘧啶类抗真菌药如氟胞嘧啶。

2.抗病毒药

是指一类用于预防和治疗病毒感染的药物。抗病毒药包括抗HIV药如齐多夫定、拉米夫定等,抗疱疹病毒药如阿昔洛韦,抗流感病毒药如金刚烷胺等。抗病毒药通过抑制RNA、DNA病毒的复制而发挥抗病毒作用。而药物在对病毒产生作用的同时也作用于宿主细胞,从而产生毒性作用。

3. 抗寄生虫病药

抗寄生虫病药主要包括抗疟药、抗阿米巴病药和抗滴虫药、抗血吸虫病药和抗丝虫病药、抗蠕虫药。抗疟药根据其临床疗效分以下三类:①主要用于控制疟疾症状的抗疟药,有氯喹、奎宁、甲氟喹、青蒿素等;②主要用于防止疟疾复发与传播的抗疟药,如伯氨喹等;③主要用于预防疟疾的抗疟药,如乙胺丁醇、磺胺类、砜类。常用的抗阿米巴病药和抗滴虫病药有甲硝唑、替硝唑等。抗血吸虫病药有吡喹酮,抗丝虫病药有乙胺嗪,抗蠕虫药有甲苯达唑、阿苯达唑等。

七、抗肿瘤药

恶性肿瘤是严重威胁人类健康的常见病、多发病。化学治疗在肿瘤治疗中占有重要地位,既可单独应用,也可与其他方法联合应用,甚至对已播散、转移的晚期恶性肿瘤仍可进行治疗。

抗恶性肿瘤药物主要有两种分类方式:一种按药物对肿瘤细胞周期的作用,分为周期非特异性药物如长春新碱与周期特异性药物如烷化剂、抗肿瘤抗生素等;另一种是根据作用机制的不同分为以下 6 类:①干扰核酸生物合成的药物如甲氨蝶呤、氟尿嘧啶、阿糖胞苷等;②直接影响 DNA 结构和功能的药物如环磷酰胺、顺铂、丝裂霉素等;③干扰转录过程和阻止 RNA 合成的药物如柔红霉素、放线菌素 D 等;④干扰转录蛋白质合成与功能的药物如门冬酰胺酶、长春新碱等;⑤影响体内激素平衡的药物包括泼尼松、乙烯雌酚等;⑥其他如诱导细胞凋亡的三氧化二砷等。

八、影响免疫功能的药物

包括免疫抑制药和免疫增强药,通过干预免疫反应的不同环节,调节机体免疫功能,而达到治疗疾病的目的。免疫抑制剂主要用于自身免疫性疾病和器官移植后的排异反应,包括环孢素、糖皮质激素、环磷酰胺和雷公藤多苷等。免疫增强药主要用于免疫缺陷性疾病、慢性感染性疾病以及肿瘤的辅助治疗,此类药物对机体免疫功能往往具有双向调节作用,也称免疫调节剂,常用的有卡介苗、干扰素、转移因子等。

（初晓艺）

第五章　药物分析学

学习目标

掌握：

1. 药物分析学、药品质量标准的概念；
2.《中国药典》的主要内容；
3. 药物检验工作的主要内容；
4. 体内药物分析的概念和特点；
5. 药品质量标准的制定原则和药品质量标准的主要内容。

熟悉：

1. 我国药品质量标准体系及主要国外药典；
2. 药物分析在药品检测中的应用。

第一节　药物分析学的性质和任务

一、药物分析学的性质

药物分析学是药学学科下设的二级学科，是我国高等教育药学及其相关专业教学计划中规定设置的一门主要专业课程，也是我国执业药师考试中指定考试的专业课程之一。本课程主要介绍药品质量标准及其制订和药品质量检验的基本知识，通过本课程的学习培养学生具备一定的药品质量控制观念，为从事药品质量检验和新药的研究开发工作奠定基础。

药物分析学是药品全面质量控制的一个重要学科，全面控制药品的质量，保证人民群众使用高质、安全、稳定和有效的药品，是药学工作者义不容辞的责任。药品质量的全面控制不是某一个单位或某一个部门能独立完成的工作，在药品的研制、生产、经营以及临床使用过程中都应该严格执行科学管理规范，所以它是一项涉及多方面、多学科的综合性工作，药物分析是这些众多学科中研究和发展药品全面质量控制的“方法学科”，是整个药学领域中的一个重要组成部分。药物分析学主要运用物理学、化学、生物化学的方法与技术研究药物及其制剂质量的一门学科，随着科学技术和药学事业的发展，该学科涉及的研究范围已经涵盖了药品质量控制、临床药学、中药与天然药物分析、药物代谢分析、法医毒物分析等。

二、药物分析学的任务

药物分析学，通常是指研究药物及其制剂的组成、理化性质，辨别药物的真伪，检查药物的纯度和测定药物的含量。随着科学的发展和学科间的渗透，药物分析由单纯的质量监督检验工作转向药物质量的全面控制。药物分析的基本任务是检验药品质量、药物生产过程的质量控制、药物贮存过程的质量考察及临床药物分析工作。这些都为更好地合理用药，确保用药安全、合理、有效，研究发现新药等工作提供了科学的依据。

第二节　药物分析与药品质量标准

一、我国药品质量标准体系

药品的特殊性决定了对其进行质量控制的重要性。由于不同厂家生产工艺、技术水平及设备条件、运输与贮存条件的差异等都会影响到药品的质量，所以国家必须制订对药品有强制执行力的统一的质量标准，即药品质量标准。药品质量标准是国家对药品质量、规格及检验方法所作的技术规定，是药品生产、供应、使用、检验和药政管理部门共同遵循的法定依据。制订并贯彻统一的药品标准，对医药科学技术、生产管理、经济效益和社会效益都会产生良好的影响。

（一）法定药品质量标准

1.《中华人民共和国药典》（简称为《中国药典》）

它是由国家食品药品监督管理局药典委员会主持编纂，经国务院批准后，由国家食品药品监督管理局颁布执行。中国药典是我国记载药品标准的法典，是国家监督管理药品质量的技术标准。凡生产、销售和使用质量不符合药典标准规定的药品均为违法行为。

2.《中华人民共和国食品药品监督管理局标准》(简称局颁标准或局标准)

局标准也由国家食品药品监督管理局药典委员会编纂,国家食品药品监督管理局批准并颁布执行。局标准通常用于疗效较好、在国内广泛应用、准备过渡到药典品种的质量控制标准。

《中国药典》和局颁标准均属于国家药品质量标准,具有等同的法律效力。

(二)临床研究用药品质量标准

根据《中国药品管理法》的规定,已在研制的新药,在进行临床试验或使用之前应先得到国家食品药品监督管理局的批准。为了保证临床用药的安全和使临床的结论可靠,国家食品药品监督管理局需要新药研制单位根据药品临床前的研究成果制订一个临时性的质量标准,该标准一旦获得国家食品药品监督管理局的批准,即为临床研究用药品质量标准。该标准仅在临床试验期间有效,并且仅供研制单位与临床试验单位使用,属于非公开的药品标准。

(三)暂行或试行药品标准

新药经临床试验或试用后,报试生产时所制订的药品标准叫暂行药品标准。该标准执行两年后,如果药品质量稳定,该药转为正式生产,此时的药品标准叫试行药品标准。该标准执行两年后,如果药品质量仍然稳定,经国家食品药品监督管理局批准转为局标准。

(四)企业标准

它是非公开的标准,仅在本厂或本系统的管理上有约束力,属于非法定标准。企业标准一般有两种情况:一种是因为检验方法尚不够成熟,但能达到某种程度的质量控制;另一种是高于法定标准的要求,主要是增加了检验项目或提高了限度标准。

二、药品质量标准的主要内容

凡是有药品生产、销售、使用,就必须有质量标准的检测和保证。药品质量标准主要由如下项目组成。

1.名称

在药品质量标准中药品的名称包括中文名、汉语拼音名和英文名三种。药品的名称应明确、简短、科学，不准使用代号、政治性名词、容易混同或夸大疗效的名称。

2. 性状

药品的性状是药品质量标准的重要表征之一，主要包括药品的外观、臭、味、溶解性及物理常数等。

3. 鉴别

鉴别是指用规定的方法对药物的真伪进行鉴别，是控制药品质量的重要环节。鉴别必须要对每个具体药品能准确无误地做出正确判断，选用的方法应准确、灵敏、简便、快速，主要依据该药品的化学结构和理化性质。

4. 检查

药品的检查项包括了有效性、均一性、纯度要求与安全性四个方面。

有效性是指检查与药物疗效有关的项目；均一性指要检查生产出来的同一个批号药品的质量；安全性检查的目的是在正常用药的情况下，保证用药的安全；纯度检查是药品检查项下的主要内容，是对药物中的杂质进行检查。

5. 含量测定

含量测定是指对药品中有效成分的测定。药品的含量是评价药品质量、保证药品疗效的重要方面。

6. 类别

药品的类别是指按药品的主要作用、主要用途或学科划分的类别。如解热镇痛药、抗生素等。

7. 贮藏

贮藏项下规定的贮藏条件，是根据药物的稳定性，对药品包装和贮存提出基本要求，以避免或减缓药品在正常贮存期内变质。

三、中国药典与部分国外药典

（一）《中国药典》

《中国药典》的现行版本为2010年版，记为《中国药典》（2010年版）。英文名称为 Chinese Pharmacopoeia，缩写为 ChP。建国以来，我国已经先后出版了9版药典，即1953、1963、1977、1985、1990、1995、2000、2005和2010年版。

《中国药典》（2010年版）于2010年1月出版发行，2010年10月1日起正式执行。本版药典分为三部。一部收载药材及饮片、植物油脂和提取物、成方和单味制剂等；二部收载化学药品、抗生素、生化药品、放射性药品以及药用辅料等；三部收载生物制品。《中国药典》的内容有凡例、正文、附录和索引四部分。

你知道吗

中国药典

《中国药典》(2010 年版)收载品种总计 4567 种，其中新增 1386 种。药典一部收载品种共计 2165 种，其中新增 1019 种(包括 439 个饮片标准)、修订 634 种；药典二部品种共计 2271 种，其中新增 330 种、修订 1500 种；药典三部收载共计 131 种，其中新增 37 种、修订 94 种。

1. 凡例

凡例是正确理解和执行中国药典、进行质量检定的基本原则，并把与正文品种、附录及质量检定有关的共性问题加以规定，避免在全书中重复说明。“凡例”中的有关规定具有法定的约束力。为了便于查阅和使用，《中国药典》将凡例按内容归类，并冠以标题，如：名称及编排，项目与要求，检验方法和限度，标准品、对照品，计量，精确度，试药、试液、指示剂，动物试验，说明书、包装、标签等。

2. 正文

药典正文部分为所收载药品的质量标准，又称个论。根据品种和剂型的不同，《中国药典》每一品种项下按顺序分别列有：品名(包括中文名、汉语拼音名、英文名或拉丁名)、有机药物的结构式、分子式与分子量、来源或有机药物的化学名称、含量或效价规定、制法、性状、鉴别、检查、含量测定或效价测定、类别、规格、贮藏、制剂等。下面以替硝唑为例说明质量标准正文的主要内容。

替硝唑

Tixiaozuo

Tinidazole

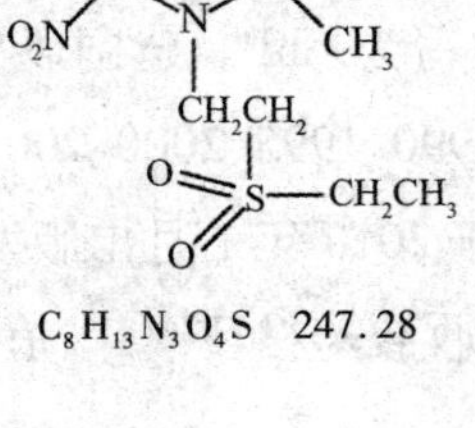

$C_8H_{13}N_3O_4S$　247.28

本品为2-甲基-1-[2-(乙基磺酰基)乙基]-5-硝基-1H咪唑。按干燥品计算，含$C_8H_{13}N_3O_4S$不得少于98.5%（供口服用）或99.0%（供注射用）。

【**性状**】本品为白色或淡黄色结晶或结晶性粉末；味微苦。

本品在丙酮或三氯甲烷中溶解，在水或乙醇中微溶。

熔点　本品的熔点（附录Ⅵ C）为125～129 ℃。

吸收系数　取本品，精密称定，加水溶解并定量稀释制成每1 mL中约含12 μg的溶液，照紫外—可见分光光度法（附录Ⅳ A），在317 nm的波长处测定吸光度，吸收系数（$E_{1\,\mathrm{cm}}^{1\%}$）为352～378。

【**鉴别**】（1）取本品约0.1 g，置试管中，小火加热熔融，即产生有刺激性的二氧化硫气体，能使硝酸亚汞试液润湿的滤纸变成黑色。

（2）取本品约0.1 g，加硫酸溶液（3→100）5 mL使溶解，加三硝基苯酚试液2 mL，即产生黄色沉淀。

（3）本品的红外光吸收图谱应与对照的图谱（光谱集665图）一致。

【**检查**】溶液的颜色　取本品约0.50 g，加盐酸溶液（4.5→100）10 mL，振摇使溶解，如显色，与黄绿色4号标准比色液（附录Ⅸ A第一法）比较，不得更深。

有关物质　取本品适量，用流动相溶解并制成每1 mL中约含1 mg的溶液，作为供试品溶液；精密量取1 mL，置100 mL量瓶中，加流动相稀释至刻度，摇匀，作为对照溶液。照高效液相色谱法（附录Ⅴ D）测定，用十八烷基硅烷键合硅胶为填充剂，以0.05 mol/L磷酸二氢钾溶液（用磷酸调节pH值至3.5）-甲醇（80∶20）为流动相，检测波长为310 nm，理论板数按替硝唑峰计算不低于2000。替硝唑峰与相邻杂质峰的分离度应符合要求。取对照溶液20 μL注入液相色谱仪，调节检测灵敏度，使主成分色谱峰的峰高约为满量程的10%。精密量取供试品溶液与对照溶液各20 μL分别注入液相色谱仪，记录色谱图至主成分峰保留时间的2倍。供试品溶液的色谱图中如有杂质峰，各杂质峰面积的和不得大于对照溶液主峰面积。

干燥失重　取本品，置五氧化二磷干燥器中减压干燥至恒重，减失重量不得过0.5%（附录Ⅷ L）。

炽灼残渣　取本品1.0 g，依法检查（附录Ⅷ N），遗留残渣不得过0.1%。

重金属　取炽灼残渣项下遗留的残渣，依法检查（附录Ⅷ H第二法），含重金属不得过百万分之二十（供口服用）或百万分之十（供注射用）。

【**含量测定**】取本品约0.2 g，精密称定，加醋酐10 mL，微热使溶解，放冷，加孔雀绿指示液 1 滴,用高氯酸滴定液(0.1mol/L)滴定至溶液显黄绿色,并将其滴定的结果用空白试验校正。每 1 mL 高氯酸滴定液(0.1 mol/L)相当于 24.73 mg 的 $C_8H_{13}N_3O_4S$。

【类别】抗厌氧菌、抗滴虫药。

【贮藏】遮光,密封保存。

【制剂】(1)替硝唑片;(2)替硝唑阴道泡腾片;(3)替硝唑栓;(4)替硝唑胶囊;(5)替硝唑葡萄糖注射液;(6)替硝唑氯化钠注射液。

3. 附录

附录包括制剂通则、通用检测方法、试剂(试药)的配制、滴定液的配制与标定及指导性原则等。

4. 索引

除正文之前有中文的品名目次外,书中还有汉语拼音排序的中文索引和英文索引。

(二)部分国外药典

目前,世界上已有数十个国家编订了国家药典。另外,尚有世界卫生组织(WHO)编订的《国际药典》,以及一些区域性药典。在药物分析工作中可供参考的国外药典主要有:

美国药典(The United States Pharmacopoeia, USP),目前为第 37 版。美国国家处方集(TheNationalFormulary, NF),目前为第 32 版。USP37 与 NF32 合并出版,缩写为 USP37 - NF32。

英国药典(British Pharmacopoeia, BP),目前版本为 2014 年版,缩写为 BP(2014)。

日本药局方,目前为第十六改正本,缩写为 JP(16)。

欧洲药典(European Pharmacopoeia, EP),目前版本为 EP(8)版。

国际药典(The International Pharmacopoeia, Ph. Int),目前为第 4 版。

第三节　药物分析学的主要内容

药物分析学的首要任务是药品的质量检验,这也是其常规工作内容。另外,还需进行药品质量标准的研究和制订,以及药物的体内分析方法学研究和体内过程监测。

一、药品检验工作的基本内容

药品检验工作的基本程序一般为：取样、性状观测、鉴别、检查、含量测定并写出检验结果和检验报告书。

（一）取样

分析任何药品首先要取样。要从大量的样品中取出能代表样本整体质量的少量样品进行分析。要考虑到取样的科学性、真实性和代表性，保证取得的样品均匀、合理，否则就失去了分析的意义。取样量视样品总件数(x)而定，当 $x \leq 3$ 时，每件取样；当 $3 < x \leq 300$ 时，按 $\sqrt{x}+1$ 随机取样；当 $x > 300$ 时，按照 $\sqrt{x}/2+1$ 随机取样。

（二）性状观测

药物的性状包括外观（例如色泽、臭、味、溶解度、黏稠度等）以及各项物理常数（例如熔点、沸点、密度、折光率、比旋光度、吸收系数等），也就是该药品应有的物理性质。因此，测定药物的物理性质，不仅具有鉴别意义，也在一定程度上反映药品的纯度及疗效。

（三）鉴别

当进行药物分析时，首先应对药物进行鉴别，必须在鉴别无误后，再进行检查、含量测定等分析，否则是没有意义的。常用方法包括化学法、光谱法、色谱法以及离子反应等，各方法的特点如下：

1. 化学法

该法操作简便、快速，实验成本低，应用广，但专属性比仪器分析法差。

2. 光谱法

常用的光谱法有紫外分光光度法（UV）与红外光吸收光谱法（IR）。IR 比 UV 的专属性、可靠性都高，应用更广。

3. 色谱法

常用的色谱法有薄层色谱法（TLC）、高效液相色谱法（HPLC）、纸色谱法（PC）、气相色谱法（GC）等。

4. 离子反应法

适用于盐类药物的鉴别，如钠盐、盐酸盐，应分别显钠离子、氯化物的鉴别反应。

5. 其他仪器分析法

个别药物采用的其他仪器分析法有核磁共振波谱法（NMR）、质谱法（MS）、原子吸收光谱法（AAS）、X－射线衍射法、热分析法、氨基酸分析法等。

6. 生物检定法

主要用于生物制品的鉴别。中国药典收载有肝素生物检定法、胰岛素生物检定法、洋地黄生物检定法等。

在鉴别时，对某一药品不能以一个鉴别试验作为判断的唯一根据，同时须考虑其他有关项目的试验结果，要全面考察才能得出结论。

（四）检查

包括纯度检查和其他项目的检查，主要是按照药品质量标准的项目进行"限度检查"。药物中所含杂质的最大允许量称为杂质限量。药物中杂质的检查，一般不要求测定其含量，而只检查杂质的量是否超过限量。药物中杂质的检查是利用药品和杂质间物理性质、化学性质的不同，选择适当有效的方法进行测定。

（五）含量测定

含量测定就是测定药品中有效成分的含量，以确定药品的含量是否符合药品标准的规定要求。

常用的含量测定方法包括化学分析法和仪器分析法。化学分析法包括滴定分析法和重量分析法；仪器分析法包括光谱法和色谱法等。各法的特点如下：

1. 滴定分析法

常用的滴定分析法有非水滴定法、酸碱滴定法、沉淀滴定法、配位滴定法、氧化还原滴定法等。尽管这类方法的专属性不高，但由于其准确度高、精密度好、仪器设备简单、试验成本低及操作简便、快速等优点，故广泛用于原料药的含量测定。

2. 重量分析法

重量分析法是经典的分析方法。本法的优点是准确度高、精密度好；缺点是操作较繁、需时较长、样品用量较多，目前使用较少。

3. 紫外分光光度法

本法具有准确度较高、精密度较好、操作简便、快速等优点。主要用于单方制剂的含量测定以及含量均匀度与溶出度的检查。

4. 荧光分析法

本法远不如紫外分光光度法应用广泛，但由于本法的专属性比 UV 法高，故有些药品（如利血平片）的含量测定仍选用荧光分析法，但目前使用较少。

5. 原子吸收分光光度法

当含金属元素的药物没有更为简便、可靠的定量方法时，可选用本法。本法的专属性和灵敏度均较高。

6. 高效液相色谱法

本法广泛用于药物制剂，尤其是复方制剂和中药制剂的含量测定等。

7. 气相色谱法

定量方法同 HPLC 法，由于许多样品难以气化，故 GC 法远没有 HPLC 法应用广泛。

8. 薄层色谱法

在含量测定方面应用少，主要原因是其分离能力、准确度、精密度、灵敏度均比 HPLC 法低。

含量测定所采用的方法应根据测定对象的组成、含量等特点加以选择。原料药不含附加成分，受干扰少，在分析方法的选择上应侧重于准确度高的方法—容量分析法；制剂分析应侧重于专属性强的方法—仪器分析法。特殊制剂的含量测定，例如，对于酶类药品应首选酶分析法；抗生素药品应首选微生物法或 HPLC；放射性药品应首选放射性测定法；生理活性强的药品应首选生物检定法。

概括起来，鉴别是用来判定药品的真伪，而检查和含量测定则可用来判定药品的优劣。在鉴别、检查与含量测定三者中，只要有一项中某一条款的检验结果不符合质量标准要求，即可视为该药品不符合规定。性状项中的外观等不作为判断指标，仅作为参考；而物理常数能综合的反映药品的内在质量，在评价药品质量的真伪和优劣方面具有双重意义。

（六）检验记录与报告

在原始记录和检验报告上应有试验者、复核者和负责人的签章。必要时（对外单位）检验报告还需加盖检验单位公章。另外，检验报告中还应记载检品名称、批号、规格、数量、来源、检验目的、检验依据、取样（送检）日期、报告日期等内容。

1. 检验记录

检验记录必须真实、及时、完整、科学。记录内容应包括三个方面：(1) 供试品情况,包括供试品名称、批号、规格、数量、来源(送检或抽检单位)、包装情况、取样方法和取样日期等;(2)检验情况,包括检验目的、检验依据、检验内容、操作步骤、现象及结果、测定数据、计算公式、计算结果、检验结论以及收到日期、报告日期等;(3)检验人情况,包括检验人签名、复核人签名等。以上内容均应按统一格式逐一填写清楚,一般不得涂改。如果记录时写错,应将错处划出(用钢笔画线),并在其旁边改正,记录人应在改正处签名。记录本应妥善保存到规定时间,一般为药品有效期后一年,以供备查。

2. 检验报告

检验报告书应字迹清楚、文字简洁、内涵全面、结论明确,除无操作步骤和计算过程外其他内容同原始记录。报告书应有编号。

检验的结论是检验者根据规范、标准作出的判断,是产品是否合格、能否出厂的依据。根据检验结果得出的结论大致有如下几种情况:

(1)全面检验均符合质量标准。如维生素 C 检验报告书中结论的书写格式为:本品按《中国药典》(2010 年版)检验,结果符合规定。

(2)全面检验后有个别项目不符合规定。如:本品为葡萄糖,检查"乙醇溶液的澄清度"不符合规定,其他各项检验均符合《中国药典》(2010 年版)的规定,认为可改作"口服葡萄糖"用,不得供制备注射剂用。

(3)全面检验后不合药用者,或虽未全面检验,但主要项目不符合规定,结论为不得供药用。如:本品为葡萄糖注射液,其热源检查不符合《中国药典》(2010 年版)的规定,不得供药用。

(4)根据送检者要求,仅作个别项目检验者。如:本品(维生素 B_{12} 注射液)的 pH 为 5.5,检"pH 值"符合《中国药典》(2010 年版)的规定(pH 应为 4.0 ~6.0)。

最后,检验报告应由检验人员、复核人员及有关负责人签名并加盖检验单位的药品检验专用章。

二、药品质量标准的制订

药品质量的优劣直接影响到药品的安全性和有效性,关系到用药者的健康与生命安危。制订并贯彻统一的药品标准,将对我国的医药科学技术、生产管理、经济效益和社会效益产生良好的影响与促进作用。搞好药品标准工作,必将有利于促进药品的国际技术交流和推动进出口贸易的发展。

（一）制订药品质量标准的原则

1. 安全有效性

药品质量的优劣，主要表现为安全（即毒副反应小）、有效（即疗效肯定）。药物的毒副反应，一方面是由药物本身造成的；另一方面可能是由引入的杂质所造成的。因此，对那些毒性较大的杂质应严格控制。药物的晶型及异构体可能对生物利用度及临床疗效有较大影响，故也应着重研究。

2. 先进性

在制订药品质量标准的过程中，所采用的方法与技术，在我国国情允许的情况下，应尽可能采用较先进的方法与技术。如果所研制的新药国外已有标准，那么国内的标准应尽可能达到或超过国外的标准。

3. 针对性

要从生产工艺、流通、使用各个环节了解影响药品质量的因素，有针对性地规定检测项目。要充分考虑使用的要求，针对不同剂型规定检测项目及确定合理的限度。一般而言，对内服药品的质量要求严些，注射用药和麻醉用药则更严，而外用药品要求可以稍宽。综上所述，对药品质量标准的制订或修订，必须坚持质量第一，充分体现"安全有效、技术先进、经济合理、不断完善"的原则。

（二）研究及制订药品质量标准的基础

根据药品管理法的规定，未经国家食品药品监督管理局批准的新药不得投入生产，批准新药的同时即颁布其质量标准。所以，新药质量标准的建立显然和新药的研制是密切相关的。通常，研究及制订新药质量标准的基础工作可从以下两方面着手。

1. 文献资料的查阅及整理

如果研制的是结构全新的创新药物，没有直接的文献可查，但可以查阅结构相似化合物的文献作为参考；如果研制的是结构已知的新药，应全面系统地查阅有关文献资料，一方面供研究及制定质量标准时参考，另一方面在将建立的新药质量标准（草案）上报国家药品监督管理局审批时，也应该将有关的文献资料一起上报，这是新药审批的要求。

2. 对有关研究资料的了解

在研究及制订新药质量标准时应对该药有关的研究资料，如化学结构、晶型、异构体、合成工艺、制剂工艺、制剂辅料、添加剂等进行了解，因为这些资料将具有重要的参考价值及指导作用。

(三)药品质量标准制订工作的长期性

一个新药在临床前的研究中，其质量标准(草案)和其他的研究资料均应按照新药审批的要求完成，然后依次上报地方食品药品监督管理局、国家食品药品监督管理局审批。一旦被批准进行临床研究时，要求制定临床研究用质量标准，临床研究通过后要制订生产用的暂行质量标准。其目的在于保证临床研究试验药品及上市药品质量的稳定及一致，从而保证药品的安全和有效。在新药取得批准生产文号后，其他研究资料如药效、毒理、临床研究资料等均已完成历史使命，可存档备用，仅有质量标准将伴随产品“终身”。只要有药品生产、销售、使用，就必须有质量标准监测和保证。

一个药品的质量标准，随着科学技术和生产水平的不断发展与提高，也将相应地提高。如果原有的质量标准不足以控制药品质量时，可以修订某项指标，补充新的内容，增删某些项目，甚至可以改进一些检验技术。视具体情况，有些国家食品药品监督管理局药品标准可上升为药典标准；同时药典标准中某些由于医疗水平、生产技术或检验技术的发展而显得陈旧落后的品种，也可降为局药品标准，甚至淘汰。所以，一个药品的质量标准仅在某一历史阶段有效，而不是固定不变的。因此，药品质量标准的制订是一项长期的不断完善的研究工作，它不仅在新药的研制中，而且对老药的再评价也具有相当重要的意义。

三、体内药物分析

体内药物分析是指通过分析手段了解药物在体内的数量和质量的变化，获得药物动力学的各种参数，以及药物在体内转变、代谢的方式、途径等信息，从而为药物生产、医疗临床、实验研究等方面对所研究的药物做出估计与评价，对药物改进和发展做出贡献。随着体内药物分析工作的深入，必将对药物与人的内在关系做出更准确的表达和描述。

(一)体内药物分析的对象

凡是体内药物到达之处，如体液、器官、组织、排泄物等都是分析的对象，所以体内药物分析的样本有血液、尿液、唾液、胆汁、淋巴液、泪液、脊髓液、汗液、乳汁、羊水、粪便、器官、组织以及呼出的气体。

体内药物分析的目标，不仅是母体药物，也包括代谢产物，因为代谢产物也常具有生理活性，弄清它们的种类、结构、数量及分布情况，可了解药物在体内的变化及消除规律，这对安全用药和正确评价药物质量也是非常重要的。

在新药进入临床试验之前，或者对老药在某一方面进行新评价，一般要求先在动物身上进行试验。因此体内药物分析对象不仅是人体，也包括动物体。

（二）体内药物分析的特点

与常规药物分析相比，体内药物分析在灵敏度和选择性等方面均有较高要求。在体内药物分析中，微量药物存在于大量生物介质中，样品中含有内源性干扰杂质，这些干扰物质又随疾病情况而有所不同。很多药物在体内经过代谢可产生一种或多种代谢物，母体药物和代谢物又能同生物大分子结合。这一切给药物的分离、分析带来了困难，这就要求分析方法具有更高的选择性。另外，在生物样品中，药物浓度都很低，因此，分离提取后，常需采取浓集方法以收集被测组分。

第四节　药物分析的应用

一、在药品检验过程中的应用

（一）在药物鉴别中的应用

药物的鉴别方法要求专属性强、再现性好、灵敏度高，以及操作简便、快速。药品质量标准中鉴别项下的方法主要包括化学鉴别法、光谱鉴别法、色谱鉴别法及生物鉴别法等。一般来说，某一项鉴别试验，如官能团反应或焰色反应，只能表示药物的某一特征，不能作为药物真伪判断的唯一依据。因此，药物的真伪鉴别必须通过一组试验才能完成。

【应用示例】

阿司匹林的鉴别

《中国药典》（2010 年版）中阿司匹林的鉴别方法有：

（1）取本品约 0.1 g，加水 10 mL，煮沸，放冷，加三氯化铁试液 1 滴，即显紫堇色。

解析:阿司匹林分子结构中无游离的酚羟基,不能直接与三氯化铁试液反应,但其水解产物水杨酸在中性或弱酸性条件下,可与三氯化铁反应,生成紫堇色配位化合物。

(2)取本品约0.5 g,加碳酸钠试液10 mL,煮沸2分钟后,冷却,加过量的稀硫酸,即析出白色沉淀,并发生醋酸的臭气。

解析:阿司匹林在碱性溶液中加热,水解生成水杨酸钠及醋酸钠,放冷后用稀硫酸酸化,析出白色的水杨酸沉淀,并产生醋酸的臭气。

(3)本品的红外光吸收图谱应与对照的图谱(光谱集5图)一致。

药物的真伪鉴别不仅包含对原料药、制剂中主成分的鉴别,还包含对制剂中辅料的鉴别,要严把制剂生产的入口关。然而让人们痛心的是一些部门或人员药品质量控制意识不强,药害事件屡禁不止。

【案例介绍】

"齐二药"事件

2006年4月29日和30日,广州市中山大学附属第三医院传染病科连续发生群体重症肝炎病人突然出现急性肾功能衰竭症状的情况。这种极其罕见的短期群体性事件引起了院方的高度警觉,并初步判断是由药物引起的。通过排查,院方把怀疑目光锁定在齐齐哈尔第二制药有限公司生产(以下简称"齐二药")的"亮菌甲素注射液"上,这是病人们当天唯一都使用过的一种药品。"亮菌甲素注射液"主要用于治疗急性胆囊炎和慢性胆囊炎发作,以往使用过程中很少发现有不良反应。2006年5月1日,院方一面停止使用"亮菌甲素注射液",一面紧急组织专家会诊,并向广东省食品药品监督管理局药品监测不良反应中心和中山大学医管处进行了报告。5月2日,院方基本认定,这起事件确是"亮菌甲素注射液"引起的。

5月11日,在初步认定齐二药生产的"亮菌甲素注射液"为假药的情况下,为保证公众用药安全,国家药监局断然决定,在全国范围内停止销售和使用齐二药生产的所有药品,同时要求各地药监部门在本辖区范围内就地查封、扣押。5月20日,国务院派出由监察部牵头,公安部、卫生部、国家药监局参加的调查工作组,赴黑龙江省彻查事件真相。2006年5月21日,国务院办公厅发布《关于依法查处齐齐哈尔第二制药有限公司假药事件的紧急通知》。该通知指出,为避免造成新的危害,并把其危害和负面影响降低到最低限度,必须全面彻底查封假药,尽快查明事件真相,同时正确引导舆论,做好社会稳定工作。

国务院调查组经过深入调查查明：这是一起不法商人销售假冒药用辅料，使假冒药用辅料制成假药投放市场进而致人死亡的恶性案件。齐二药采购人员违规购入假冒丙二醇，质量检验人员严重违反操作规程，未将检测图谱与“药用标准丙二醇图谱”进行对比鉴别，并在发现检验样品“相对密度值”与标准严重不符的情况下，将其改为正常值，签发合格证，致使假药用辅料投入生产，制造出假药“亮菌甲素注射液”并投放市场。

【案情分析】

按照国家的药品管理规定，原料进厂要经过采购、初检和复检三道关口才能进入生产。如果能把好检验关就能避免假冒原料进入生产流程。齐二药的生产和质量管理一片混乱，药品原料和成品质量检验环节失控，将二甘醇作为丙二醇投料生产，才引发了这起假药事件。如果检验部门能够真正履行职责，严格按照标准操作规程检验，尤其对辅料质量加以重视，这次悲剧或许可以避免。

（二）在杂质检查中的应用

药品中的杂质按来源分为一般杂质和特殊杂质，一般杂质是指在自然界中分布较广泛，在多种药物的生产和贮藏过程中容易引入的杂质，如酸、碱、水分、氯化物、硫酸盐、重金属、砷盐等。特殊杂质是指在个别药物的生产和贮藏过程中容易引入的杂质，如阿司匹林中的游离水杨酸、肾上腺素中的肾上腺酮等。

【应用示例】

肾上腺素的杂质检查

（1）酸性溶液的澄清度与颜色　取本品，精密称定，加盐酸溶液（9→2000）溶解并定量稀释制成每 1 mL 中含 20 mg 的溶液，应澄清无色；如显色，与同体积的对照液（取黄色 3 号标准比色液或橙红色 2 号标准比色液 5 mL，加水 5 mL）比较（附录Ⅸ A 第一法），不得更深。

解析：肾上腺素因存在邻位酚羟基而十分不稳定，与空气接触或受日光照射，易氧化变质。其氧化产物多显色，并在酸性溶液中的溶解性下降，故应检查酸性溶液的澄清度与颜色。

（2）酮体　取本品，加盐酸溶液（9→2000）制成每 1 mL 中含 2.0 mg 的溶液，照紫外-可见分光光度法（附录Ⅳ A），在 310 nm 的波长处测定，吸光度不得过 0.05。

解析：肾上腺素在合成过程中有一中间体肾上腺酮，当它还原成肾上腺素时，反应不够完全而带入产品中，成为肾上腺素杂质，而影响肾上腺素疗效。因此，肾上腺酮的量必须规定在某一限量之下。在 HCl 溶液(0.05 mol/L)中肾上腺素与肾上腺酮的紫外吸收光谱有显著不同，在 310 nm 处，肾上腺酮有吸收峰，而肾上腺素没有吸收(如图 5－1 所示)。可利用 310 nm 检查肾上腺酮的混入量。方法是将肾上腺素试样用 HCl 溶液(0.05 mol/L)制成每 1 mL 含 2 mg 的溶液，在 1cm 吸收池中，于 310 nm 处测定吸光度 A。规定 A 值不得超过 0.05，则以肾上腺酮的 $E_{1cm}^{1\%}$ 值(435)计算，相当于含酮体不超过 0.06%。

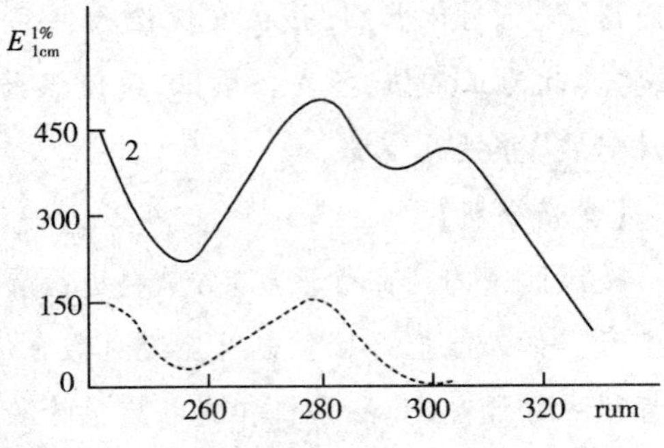

图 5－1　肾上腺素(------)与肾上腺酮(——)的吸收光谱

(3) 干燥失重　取本品，置五氧化二磷干燥器中，减压干燥 18 小时，减失重量不得过 1.0%(附录Ⅷ L)。

(4) 炽灼残渣　不得过 0.1%(附录Ⅷ N)。

(三) 在药品卫生检验中的应用

药物除了在理化方面能有效地控制其质量外，其卫生检验也显得至关重要。药物的卫生检验有别于药物的其他检验检查项目，其方法、原理、操作、要求均相对特殊，但作为检验技术的一部分，在药物的分析检验中有着举足轻重的作用。

【案例介绍】

欣弗事件

安徽华源生物药业有限公司在 2006 年 6～7 月生产的克林霉素磷酸酯葡萄糖注射液(欣弗)，在病人输注过程中引发胸闷、心悸、心慌、寒战、肾区疼痛、腹痛、腹泻、恶心、呕吐、过敏性休克、肝肾功能损害等严重的输液反应，甚至造成几例病人死亡。经中国食品药品检定研究院(中检院)抽样检验，涉案“欣弗”的无菌检查和热原检查均不符合规定，是造成这起药品安全事故的根本原因。国家食品药品监督管理局和卫生部及时向全国发布通报，停止使用上海华源股份有限公司安徽华源生物药业有限公司生产的克林霉素磷酸酯葡萄糖(商品名欣弗)注射液，并立即召回。国家药监局通报说，安徽华源生物药业有限公司于 2006 年 6～7 月生产的“欣弗”未按批准的工艺参数灭菌，降低灭菌温度，缩短灭菌时间，增加灭菌柜装载量，影响了灭菌效果。经中国食品药品检定研究院对相关样品进行检验，结果表明，无菌检查和热原检查不符合规定。国家药监局安监司负责人表示，按照批准的工艺，该药品应当经过 105 ℃、30 分钟的灭菌过程。但安徽华源却擅自将灭菌温度降低到 100～104 ℃，将灭菌时间缩短到 1～4 分钟，没按生产工艺进行灭菌。样品经培养后，长出了细菌。中检院由此认定，安徽华源违反规定生产，这是继“齐二药”亮菌甲素事件后又一重磅炸弹，社会反响极大。

【案情分析】

本案主要涉及我国关于药品生产管理的法律规定。药品是不仅要通过严格的检验证明其质量状况，而且要通过在药品生产的全过程中实施科学的全面质量管理和严密的监控来保证获得预期的质量。在 GMP 实施过程中，灭菌管理对防止药品的微生物污染起到了重要作用，与此同时，由于灭菌效果与灭菌设备的性能、受污染程度等因素密切相关，因此在采用任何一种灭菌方法前都必须进行灭菌效果的验证。本案中安徽华源生物药业有限公司在生产克林霉素磷酸酯葡萄糖注射液（欣弗）时未按批准的工艺参数灭菌，擅自降低灭菌温度，缩短灭菌时间，增加灭菌柜装载量，影响了灭菌效果。中国食品药品检定研究院对相关样品检验结果表明，该药品无菌检查和热原检查均不符合规定。

（四）在含量测定中的应用

药物的定量分析是指准确测定药物中有效成分或指标性成分的含量，它是评价药品质量、判断药物优劣的重要手段。测定药物含量时，应按药品质量标准进行测定。药物定量分析可选用化学分析法和仪器分析法。化学分析法设备简单、易于操作、成本低，其准确度和精密度高，虽然其专属性不如仪器分析法，但在中外药典中仍广泛应用，特别是原料药的含量测定。随着仪器和检测技术的快速发展，仪器分析法的准确度和精密度越来越高，专属性越来越强，尤其是色谱法先分离后测定的优势，在进行药物含量测定中的应用日益广泛。

【应用示例】

气相色谱法测定丙缬草酰胺含量（抗癫痫药）

（1）色谱条件　色谱柱 2.0 m × 3 mmID 玻璃柱，固定液为 15% FFAP，担体为 ChromosorbW（AW － DMCS）80 ～ 100 目气体流速氮气为 40 mL/min；空气 0.5 kg/cm^2，氢气 0.6 kg/cm^2，柱温 160 ℃，进样口和检测器温度均为 230 ℃，检测器：FID，量程 102，衰减 8，低速 3 mm/min，进样量为 2 μL。

(2)试剂

①对照品:丙缬草酰胺。

②内标物:正辛酸,色谱纯;溶剂为三氯甲烷,分析纯。

(3)内标溶液的配制　精密称取正辛酸 1.0 g,置 100 mL 量瓶中,加三氯甲烷溶解并稀释至刻度摇匀。

(4)标准溶液的配制　精密称取在 80 ℃干燥至恒重的丙缬草酰胺对照品 240 mg、200 mg、160 mg,分别置 25 mL 的容量瓶中,加内标液 20 mL 溶解,并用三氯甲烷稀释至刻度,摇匀。

(5)测定方法　分别取上述 3 种不同浓度的标准溶液 2μL,每个浓度样品连续测定 5 次,定量采用内标法,以丙缬草酰胺标准液与内标液辛酸的峰面积比计算平均定量校正因子。3 种不同浓度样品的平均值为 1.0480,相对标准偏差为 0.51%(见图 5-2)。

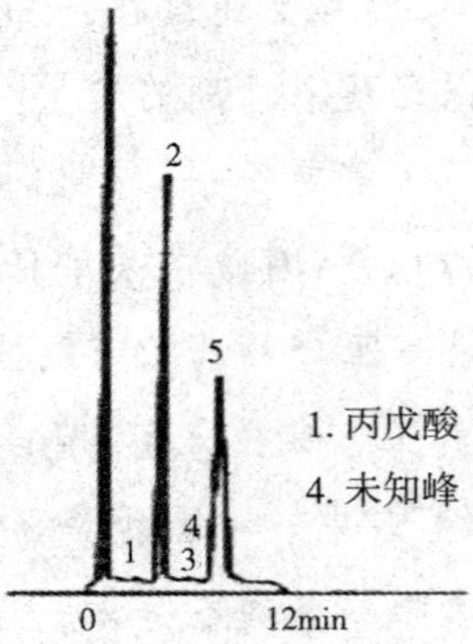

图 5-2　丙缬草酰胺色谱图

二、体内药物分析的应用

药品质量的优劣、适用是否合理以及使用后是否安全和有效,最终由临床征象和实际疗效来决定。体内药物分析的开展对于药品质量管理、药物的临床应用和药物动力学研究等工作具有重要的实际意义。

【应用示例】

对乙酰氨基酚急性中毒的血药浓度检测分析

对乙酰氨基酚是临床上使用极为广泛的解热镇痛药。由于患者状态的多样性以及对乙酰氨基酚中毒的早期症状与胃溃疡症状极其相似且肝功正常,故常常发生漏诊,待发生肝损伤已经错过了治疗最佳时机。美国的全国性中毒年度报告中,对乙酰氨基酚中毒位居各类中毒的首位,死亡率高达 50%。因此,国外已将对乙酰氨基酚血浓度作为急诊中毒病人的常规检测。目前,国内也开展了这方面的研究工作。

(1)色谱条件:采用 Nova - PakC_{18}柱(4 μm,150 mm × 3.9 mm)和Nova - PakC_{18}预柱,柱温 25 ℃;流动相为甲醇—水(30∶30),流速为 0.8 mL/min;二极管阵列检

测器，检测波长 254 nm。

（2）血浆样品的制备：取静脉血 3 ~ 4 mL，置含肝素抗凝剂的离心管中，离心分离5 min（3000 r/min），上清液为待测血浆。取上述血浆 1 mL，加饱和硫酸锌溶液 1 mL，沉淀蛋白后，加入乙醚 5 mL，涡旋混合 1 min，离心 20 min（3000 r/min）。精密吸取乙醚液 3.0 mL 于 50 ℃氮气流吹干，冷至室温，以蒸馏水 500 μL 溶解残渣，取 10 μL 进样。

（3）对照品溶液的制备：配制对乙酰氨基酚甲醇溶液（10 mg/mL），并用甲醇逐级稀释成浓度为 0.01 ~5 mg/mL 的对照品溶液，置于 4 ℃冰箱存放备用。

（4）血浆中对乙酰氨基酚标准曲线的制备：取肝素抗凝的血浆 1 mL，分别加入不同浓度的对乙酰氨基酚工作液 100 μL，使血浆中药物浓度为 0.9 ~454.5 μg/mL。再按"血浆样品制备"项下方法操作，记录色谱图，以浓度 C 对峰面积 A 作线性回归，得回归方程：$A = 1.64 \times 10^4 + 1.68 \times 10^7 C$，$r = 0.9995$。线性范围为 0.9 ~ 454.5 μg/mL。最低检测浓度为 0.9 μg/mL。回收率为 99.0% ±0.9%；精密度为日内 RSD 1.15%，日间 RSD 0.12%。

用 HPLC 法测定可疑中毒病人血中对乙酰氨基酚浓度具有准确、快速的优点，可有效地帮助临床医生确诊，防止漏诊，快速有效地救治患者，对提高医疗质量有重要意义。

三、中草药分析中的应用

中药色谱指纹图谱的提出对提高中药鉴别的质量有重大的意义，但是不能取代中草药主要有效成分的含量测定。由于平面色谱法所用的固定相、展开剂、展开方式、显色剂、检测方法以及含量测定方法等的可选择性较其他色谱方法灵活，因此对于含有效成分种类多而含量低、其他干扰成分多的一些中草药中各类成分的分离分析几乎都能适用。

【应用示例】

薄层荧光扫描法测定小叶买麻藤等植物中 6 种化合物的含量

建立了小叶买麻藤等 12 种药用植物中 6 种化合物的高效薄层荧光扫描含量测定方法。6 种化合物的线性关系良好，相关系数在 0.9914 ~ 0.9999，回收率为 94.4% ~104.8%，RSD 在 2.3% ~5.1%之间。

(1)样品溶液的制备:精密称取样品粉末 100 mg,加入 80% 甲醇2 mL,超声提取 30 min,3000 r/min 离心 5 min,上清液备用。

(2)对照品溶液的制备:配制异丹叶大黄素 - 3 - O - β - D - 吡喃葡萄糖苷(Ⅰ)、买麻藤丙素(Ⅱ)、ε - Viniferin(Ⅲ)、白藜芦醇(Ⅳ)、异丹叶大黄素(Ⅴ)及银松素(Ⅵ)各 1 mg/mL 的混合溶液。

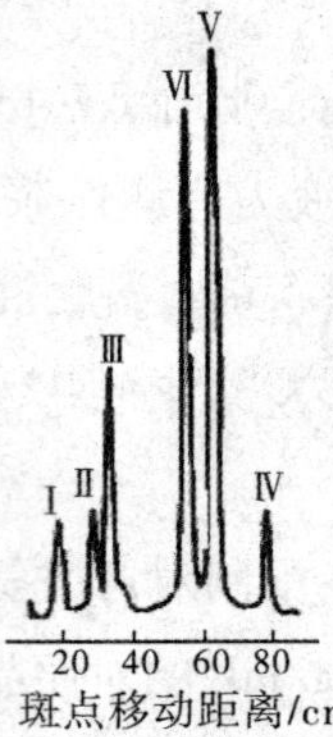

Ⅰ-异丹叶大黄素-3-O-β-D-吡喃葡萄糖苷;
Ⅱ-买麻藤丙素;
Ⅲ-ε-Viniferin;
Ⅳ-白藜芦醇;
Ⅴ-异丹叶大黄素

图 5 - 3　六种芪类化合物的薄层扫描图

(3)色谱条件

①薄层板　高效硅胶薄层板(10 cm × 10 cm,烟台化工研究所)。

②展开剂　分离化合物Ⅱ ~ Ⅵ用甲苯—冰醋酸—甲醇(3∶1∶0.2)进行二次展开,每次展开前预饱和 30 min,分离化合物Ⅰ用甲苯—乙酸乙酯—冰醋酸—甲醇(1∶2∶0.5∶0.2),一次展开;展距 9 cm。

③显色　紫外光 365 nm 下检视。

④相对湿度　< 50% 。

⑤室温　> 16 ℃。

(4)测定

①薄层扫描仪　岛津 CS - 930 型薄层扫描仪。

②扫描参数　反射法荧光直线扫描 λ_{ex} = 313 nm,λ_{em}为 2 号滤光片(400 nm)。

③计算　外标法。

第五节　药物分析的进展

药物分析学是一门"方法学科"、"眼睛学科",因此,药物分析学是整个药学科学领域中一个重要的组成部分,整个药学事业的迅速发展对药物分析学科不断提出新的要求。诸如,药剂学的剂型研究,已经由一般的片剂或注射剂向着微囊制剂、控释制剂,乃至靶向制剂等方向发展,对于这些制剂都必须运用适当的分析方法进行药物动力学、药效学研究以及相应质量标准的研究和制订;现代药物化学为了研究药物的化学结构与生物活性之间的关系，深入揭示药物分子与作用受体之间的机理，从而进行分子设计和定向合成以及生产工艺的在线质量控制，也离不开现代分析手段的辅助；为了研究确定天然产物或中药的活性成分的化学结构，必须采用多种结构分析方法并进行综合的波谱解析；对于一些中成药质量的综合评价，更应运用各种可能的先进分离分析技术，才有可能打破目前往往难以全面评价的局面；至于有关药物进入体内的“命运”、药物及其代谢产物的分离分析，以及相应药理学的研究，也决然离不开现代分离、分析方法。

随着药品质量科学管理水平的不断提高，新药研制和开发工作的迅速发展，临床药学工作研究的深入，新技术、新方法在药物分析中的应用愈来愈广泛。现代药物分析方法与技术的发展，有以下特点：

1. 分析方法趋向微量、灵敏、专属、简易、快速和自动化

由于分析化学、电磁学、色谱学、光学、光谱学等技术的发展成就和商品化仪器的问世，药品质量标准要求的提高，药物分析方法不断向微量、灵敏、专属、简易、快速和自动化方向发展，这已成为总的趋向。

2. 检测技术趋向定量化

光谱法中的红外、核磁共振、质谱法等测试方法具有高分辨力，其特征的图谱具有专属性。过去因所需样品较多及定量方法尚未成熟等多种原因，主要用于定性分析。近年来，红外、核磁共振，质谱法等已可进行定量测定。

3. 色谱分析、光谱分析及两谱联用技术的发展

药物色谱分析、药物光谱分析及两谱联用技术是药物分析学领域中最主要和最基本的研究手段和方法。新的方法发展迅速，层出不穷，如高分辨气相色谱分析法、高效毛细管电泳技术分析法、离子色谱分析技术、手性色谱法、胶束色谱分析法等。两谱联用技术使各种分离手段与灵敏检测技术相结合，更加提高了方法的效能，如气相色谱—质谱联用、液相色谱—质谱联用、毛细管电泳—质谱联用、薄层色谱—红外光谱联用及薄层色谱—质谱联用等。

4. 分析技术、数学方法与计算机技术相结合

数学方法引入检测技术后，使分析检测工作发生了不可估量的变化。如“傅里叶变换”在19世纪由傅里叶提出，是通过数学关系进行各种函数的相互变换的数学方法。20世纪70年代来，傅里叶变换—红外、傅里叶变换—核磁共振、傅里叶变换—质谱等先进技术已用于药物分析中。计算药物分析是将电子计算机科学技

术、应用数学和经典药物分析在新的层次上的一个“综合”,是药物分析学科的一个新的分支,为药物分析学领域开辟创造了新天地,并向着有关数据库的建立、智能模拟和专家系统方向发展。

综上所述,药物分析学科研究者和药物分析工作者所面临的迫切任务,不再仅仅是静态的常规检验,而要深入到生物体内、代谢过程、工艺流程、反应历程和综合评价上进行动态的分析监控。因此,在方法上应该朝着高灵敏、高精度、快速、多种手段联用以及连续化、自动化、最优化、智能化方向发展。“药物分析学”正随之产生新的“分化”和“综合”,逐步形成体内药物分析、工业药物分析、计算药物分析以及药物色谱分析、药物光谱分析等分析学科,并日益表现出前所未有的蓬勃发展态势。这要求药物分析工作者应及时掌握新方法和新技术,不断学习,不断探索,适时选用各种分析方法与技术,促使药物质量研究达到新的水平。

(王艳红)

第六章　药剂学

学习目标

掌握：

1. 药剂学的概念，药剂学的任务和药剂学的主要分支学科；
2. 制剂、剂型的概念，药物剂型的重要性；
3. 各种剂型的概念、特点；
4. 靶向给药制剂的概念、特点与分类。

熟悉：

1. 药物剂型的分类；
2. 药剂学涉及主要分支学科的定义、研究内容及联系；
3. 普通片剂、注射剂、经皮给药制剂、缓控释制剂的处方分析；
4. 经皮给药制剂、不同缓控释制剂的概念、特点、组成与作用原理。

第一节　概述

一、药剂学的概念与任务

（一）药剂学的概念

1. 剂型与制剂

药物粉末或结晶不能直接供患者使用，必须制成适合于病人应用的给药形式，如片剂、胶囊剂、注射剂、软膏剂等。为适应疾病的治疗、预防或诊断的需要而制备的不同给药形式，称为药物剂型，简称剂型。在各种剂型中有许多不同的具体品种,我们将其称为药物制剂,简称制剂,药物制剂是根据药典或药政管理部门批准的标准、为适应治疗或预防的需要而制备的不同给药形式的具体品种,它们就是药剂学所研究的对象。例如:红霉素片、扑热息痛片、左旋门冬酰氨酶粉针剂等。同一药物也可制成多种剂型,同一种剂型可以有不同的药物。

2. 药剂学

药剂学(Pharmaceutics)是研究药物制剂的基本理论、处方设计、制备工艺、质量控制和合理使用等内容的综合性应用技术科学。

可将药剂学的概念理解为任何一个药物制剂的生产制造都必然涉及药物制剂的基本理论、处方设计、制备工艺和合理应用等四个方面,当要研制一种药物的注射剂时,我们要首先研究或改善这种药物的水溶性,要考察它在水中是否稳定等,这些都属于基本理论的研究内容。下一步进行有关的处方设计工作,例如,注射剂中应该加入多少毫升水,加入哪种有助于药物稳定性的抗氧化剂、pH 值应调节到什么范围等。解决了基本理论问题就要进行制备工艺的研究:如何将药物粉碎,如何进行配制与过滤,怎样进行灭菌及其灌装等。最后,该注射剂的合理应用问题必须在有关研究的基础上,由我们明确地写在说明书中,如:肌肉注射或静脉注射,每次若干毫升,每日注射几次等。因此,药剂学的研究内容包括药物制剂的基本理论、处方设计、制备工艺和合理应用四个方面的问题。由此可见,药剂学的研究涉及许多相关的学科,从数学、化学、物理学、生物化学、微生物学、药理学、物理化学到化工原理以及机械设备等,是一门综合性的技术科学。

(二)药剂学的基本任务

1. 研究药剂学的基础理论与新技术

药剂学的主要任务是不断运用基础理论的新成就和现代科学的新技术,揭示药物及其制剂的内在规律,阐明药物及制剂在体内的作用机制与量变规律,结合药物的理化性质探索适宜剂型、生产工艺,使药物制剂的质量不断向“三性”(有效性、安全性、稳定性)、“三效”(高效、速效、长效)、“三定”(定时、定量、定位)等方面提高。药剂学的基础理论包括处方设计、制备、质量控制、合理应用等。

2. 开发和研究新剂型和新制剂

剂型是病人用药的必要方式,可直接影响药物的治疗效果。普通剂型如片剂、溶液剂、注射剂等,不足以满足“三性”、“三效”及“三定”的要求,因此积极开发新剂型和新制剂是当前药剂学研究的一个重要任务。近年来普遍受关注的剂型包括

“控释和缓释口服给药系统”、“靶向给药系统”、“定位给药系统”、“经皮给药系统”及“包合物和固体散体”等，其中控释和缓释制剂是研究开发的热点。

3. 中药新剂型的研究与开发

中医药已有数千年的历史，是我国人民长期同疾病作斗争中获得的极为丰富的经验总结，对于中华民族的繁荣昌盛有着巨大的贡献，是中华民族的宝贵遗产。为了适应中西医结合和临床的需要，近年来将西药中普遍应用的制剂理论应用于中药制剂的开发十分活跃。虽因中药成分复杂，较化学药物同类项目的研究和开发难度要大得多，但一旦成功就意味着获得拥有自主知识产权的新产品。在研究、改进老剂型或创造新剂型时，必须在中医药理论指导下，密切配合临床，以期达到既保持中药剂型固有特点，又能提高临床疗效的目的。

4. 研究与开发制剂新机械和新设备

先进的制药机械和设备是制剂顺利生产及保证其质量的必备条件之一。研制开发新机械和新设备，对于提高制剂生产效率、保证制剂质量、提高制剂竞争力意义重大。近年来，国内先后研制出层流式洁净空气技术及定型装备、程序控制喷雾包衣装置及各种型号的高速压片机，为我国制药工业的发展做出了巨大贡献。

5. 新辅料的研究与开发

药用辅料在相当程度上决定了新剂型和新制剂的质量。由于制剂的种类日趋扩大，剂型日趋复杂，质量要求日益严格，没有符合各种需要的优质辅料，无法实现艰巨的药剂学任务。我国近年来对药用辅料的研制、生产和推广做了大量工作，对制剂工业发展起了很大作用。但在品种上，规格还比较少，质量还欠稳定，尚需进一步开发研究。

二、剂型的重要性

药物只有制成适宜的剂型才可以发挥出良好的药效，剂型的重要性可叙述如下：

1. 剂型可改变药物的作用性质

硫酸镁口服剂型用作泻下药，但5%注射液静脉滴注，能抑制大脑中枢神经，有镇静、镇痉作用。

2. 剂型能改变药物的作用速度

注射剂、吸入气雾剂等，发挥药效很快，常用于急救；丸剂、缓控释制剂、植入剂

等属长效制剂。医生可按疾病治疗的需要选用不同作用速度的剂型。以硝酸甘油为例,总结如下:

表6-1 硝酸甘油的不同剂型的作用时间

剂型	常用剂量/mg	起效时间/min	持续时间
舌下片剂	0.5~0.6	2~5	10~40 min
喷雾剂	0.5~1	约0.5	—
控释口颊片	1~3	2~5	4~6 h
控释口服片	2.5~6.5	20~45	8~10 h
透皮贴剂	5~10	30~60	24 h

3. 改变剂型可降低(或消除)药物的毒副作用

抗肿瘤和抗感染药物被包裹在脂质体中可以在某种程度上提高药物靶向性,并大幅度地降低药物的毒副作用,从而提高治疗指数。如阿霉素脂质体可明显地降低心脏毒性和皮肤毒性。

4. 剂型可产生靶向作用

将治疗癌症的化疗药物和磁性材料一起包封于载体材料中,进入体内后在外磁场作用下使微球聚集于病变部位,可提高靶区内的药物浓度,从而提高疗效,减少用药剂量,降低全身毒副作用。

5. 剂型可影响疗效

如藿香正气丸的药效比较持久,但吸收得比较慢,服药量相对要大,一般多用于成人而不是儿童;而藿香正气软胶囊在胃肠道中分解较快,比丸剂的吸收要好,且便于儿童服用。

6. 改变剂型可提高药物的稳定性

固体制剂通常比液体制剂稳定性好;包衣制剂稳定性高于普通制剂;冻干粉针剂稳定性优于常规液体注射剂。

三、药物剂型的分类

(一)按物质形态分类

1. 液体制剂

通常是将药物溶解或分散在一定的溶媒中而制成,如芳香水剂、溶液剂、注射剂、乳剂等。

2. 固体制剂

通常将药物和一定的辅料经过粉碎、过筛、混合、成型而制成，如散剂、滴丸剂、片剂、栓剂等。

3. 半固体制剂

将药物和一定的基质经熔化或研匀混合制成，如软膏剂、凝胶剂等。

4. 气体制剂

将药物溶解或分散在常压下沸点低于大气压的医用抛射剂，压入特殊的给药装置制成，称为气雾剂。

（二）按分散系统分类

1. 溶液型

药物以分子或离子状态分散在一定的分散介质中，形成均匀分散体系，如芳香水剂、溶液剂、糖浆剂、甘油剂和注射剂等。

2. 胶体溶液型

以高分子分散在一定的分散介质中形成的均匀分散体系，也称为高分子溶液，如胶浆剂、涂膜剂等。

3. 乳剂型

系指两种互不相溶的物质，其中一种液体以小液滴状态分散在另一种分散介质中所形成的非均相分散的液体制剂，如口服乳剂、静脉注射脂肪乳剂、部分软膏剂等。

4. 混悬型

固体药物以微粒状态分散在分散介质中形成的非均匀分散体系，如混悬剂、混悬型注射剂等。

5. 气体分散型

液体或固体药物以微滴或微粒状态分散在气体分散介质中形成的分散体系，如气雾剂。

6. 微粒分散型

药物以不同大小的微粒呈液体或固体状态分散，如微球、微囊、纳米球等。

7. 固体分散型

药物以聚集体（粉末或颗粒）状态存在于固体介质中，如散剂、颗粒剂、丸剂、片剂等。

（三）按给药途径分类

药物剂型按照给药途径分类，通常可分成两大类，即经胃肠道给药剂型和非经胃肠道给药剂型。

1. 经胃肠道给药剂型

药物制剂经口服给药，经胃肠道吸收发挥药效，如口服溶液剂、乳剂、混悬剂、散剂、颗粒剂、胶囊剂、片剂等。

2. 非经胃肠道给药剂型

指除口服给药以外的其他途径的给药剂型。

（1）注射给药　使用注射器直接将药物溶液、混悬液或乳剂等注射到不同部位的给药，如静脉注射、肌肉注射、皮下注射等。

（2）呼吸道给药　利用抛射剂或压缩气体使药物雾化吸入或直接利用吸入空气将药物粉末雾化吸入肺部的给药，如气雾剂、喷雾剂等。

（3）皮肤给药　给药后在局部起作用或经皮吸收发挥全身作用，如外用溶液、糊剂、贴剂等。

（4）黏膜给药　在眼部、鼻腔、舌下等部位的给药，药物在局部作用或经黏膜吸收发挥全身作用，如滴眼剂、滴鼻剂、含漱剂、舌下片剂等。

（5）腔道给药　用于直肠、阴道、尿道、鼻腔、耳道等部位的给药，腔道给药可起局部作用或经吸收发挥全身作用。

你知道吗

无针注射系统（Needleless injection system）

目前国内外普遍采用不锈钢制成的注射针对人体进行药液注射。针头的穿刺操作即使由专业的医护人员执行也可能会引起剧烈的疼痛；此外未消毒的针管注射传播烈性传染病的危险性极高、长期注射产生皮下结节、注射给药只能在医务人员的监控下使用等问题也困扰着人们。近20年来，随着许多关键技术得到解决，无针注射系统取得了长足的进步，被认为是最有前景的新型给药系统之一。国外无针注射系统的研究已经全面展开，国内则刚刚起步。

无针注射系统是指不使用传统注射器针头，利用无针头射流喷射给药新技术，针对皮内、皮下、黏膜或创口部位给药的新剂型。依照动力源和药物存在形式可分为:机械动力液体无针注射系统、高压气体动力液体无针注射系统、弹簧压缩粉末无针注射系统、高压气体喷射粉末无针注射系统。

四、药剂学的沿革与发展

药剂学是一门有着悠久历史的学科,在我国古代早有“神农尝百草,始有医药”的传说,说明这是我国古代劳动人民在寻找食物及与疾病斗争中长期实践中发现药物、创造剂型的过程。中国早期药物的主要剂型有:汤剂、酒剂、曲剂、洗浴剂、丸剂、膏剂等不同类型。在国外,古代近东地区的古埃及和古巴比伦遗留下来的,著录于公元前十六世纪的《埃伯斯纸草文》是古代近东地区药剂学的重要著作,收录有散剂、膏剂、硬膏剂、丸剂、印模片剂、软膏剂等多种剂型,此外还收录了制剂处方,生产工艺和用途等重要信息。欧洲药剂学起始于公元一世纪前后,罗马籍希腊人,被欧洲各国誉为药剂学鼻祖的盖仑在他的专著中收录了散剂、丸剂、浸膏剂、溶液剂、酊剂、酒剂,人们称之为盖仑制剂,其中很多剂型至今仍在一些国家应用。

现代药剂学正是在传统制剂的基础上发展起来的。随着机械的发明与电力的应用,促使药剂生产机械化的开始,出现了片剂、注射剂等新剂型,标志着药剂学的发展进入了一个新阶段。物理学、化学、生物学等自然科学的巨大进步为药剂学这门综合性学科奠定了良好的理论基础。1847 年德国药师莫尔(Mohr)出版了第一本药剂学教科书《药剂工艺学》,意味着药剂学已经成为一门独立的学科。

从剂型的发展来看,人们把药物剂型人为地划分为四代:第一代是指简单加工供口服与外用的汤、酒、炙、条、膏、丹、丸、散剂。随着临床用药的需要,给药途径的扩大和工业机械化与自动化,产生了以片剂、注射剂、胶囊剂和气雾剂等为主的第二代剂型。以后又发展到以疗效仅与体内药物浓度有关而与给药时间无关这一概念为基础的第三代缓控释剂型,它们不需要频繁给药,能在较长时间内维持药物的有效浓度。第四代剂型是以将药物浓集于靶器官、靶组织、靶细胞或细胞器为目的的靶向给药系统。现在也有人将智能给药系统称为第五代药物制剂。

随着科技的发展和各学科之间的相互渗透,药剂学已经进入到药剂科学的新时代,药剂学的研究不仅限于物理化学、化学、数学、计算机科学与生命科学,涉及的领域从药物本身分子理论性质到分子与机体细胞的关系,以及影响药物传递和治疗的生理过程与机制。制剂产品从传统经验工艺阶段上升到科学制药水平,成为医学系统工程的重要组成部分。药剂学领域的研究和应用在医药工业和医疗卫生实践中发挥着越来越重要的作用。

第二节　固体制剂

一、概述

常见的固体制剂包括散剂、颗粒剂、胶囊剂、片剂、滴丸剂等,在药物制剂中占70%以上。固体制剂的特点是:与液体制剂相比,其物理、化学稳定性好,生产制造成本较低,服用与携带方便;制备过程的前处理经历相同的基本操作(如粉碎、过筛、混合等),以保证药物的混合均匀与剂量准确,剂型之间关系密切;药物在体内首先溶出后才能透过生理膜,被吸收入血液循环中。口服固体制剂吸收的快慢顺序为:散剂 > 颗粒剂 > 胶囊剂 > 片剂 > 丸剂。

二、散剂

散剂(Powders)系指一种或数种药物均匀混合而制成的粉末状制剂,可外用也可内服。散剂是一种传统固体剂型,在化学药品中应用不多,但在中药制剂中仍有一定的应用,如脚气散、痱子粉、冰硼散、止血散等。散剂比表面积较大,因而具有易分散、奏效快的特点。

【例 1】冰硼散

【处方】冰片 50 g　　硼砂(炒)500 g　　朱砂 60 g　　玄明粉 500 g

【制法】以上四味,朱砂水飞粉碎成极细粉,硼砂粉碎成细粉,将冰片研细,与上述粉末及玄明粉配研,过筛,混合,即得。

三、颗粒剂

颗粒剂(Granules)是将药物与适宜的辅料配合而制成的颗粒状制剂,一般可分为可溶性颗粒剂、混悬型颗粒剂、肠溶和泡腾颗粒剂。粒径在 105 ~ 500 μm 范围内,又称为细粒剂,已收载于中国药典。其主要特点是可以直接吞服,也可以冲入水中饮入,应用和携带比较方便,溶出和吸收速度较快。

四、片剂

(一)概述

片剂(Tablets)系指药物与适宜的辅料均匀混合,通过制剂技术制成圆片状或异形片状的固体制剂,可供内服、外用。片剂剂量准确;运输、贮存及携带、应用都比较方便;化学稳定性较好,必要时通过包衣加以保护;生产的机械化、自动化程度较高,成本低,是目前临床应用最广泛的剂型。但片剂同时也存在婴、幼儿和昏迷病人不宜吞服,溶出度和生物利用度易出问题等不足。

(二)片剂的分类

根据给药途径及制备方法不同,片剂分类如下:

1. 口服片剂

普通压制片:普通压制片是药物与辅料混合压制而成的、未包衣的普通片剂(素片或片芯)。如磺胺嘧啶片、复方乙酰水杨酸片等,片重一般为0.1~0.5 g。

包衣片:在普通压制片的外表面包上一层衣膜的片剂,包括糖衣片、薄膜衣片(胃溶型、肠溶型、水溶型)及肠溶衣片。

泡腾片:含有泡腾崩解剂的片剂。所谓泡腾崩解剂是指碳酸氢钠与枸橼酸(混合物粘、制粒困难)、酒石酸(颗粒易碎)等有机酸成对构成的混合物,遇水时二者反应产生大量二氧化碳气体,从而使片剂迅速崩解。适用于儿童、老人及吞服药片有困难的病人。如泡腾维生素 C 片。

咀嚼片:在口中嚼碎后再咽下去的片剂。常加入蔗糖、薄荷、甘露醇、食用香料等以调整口味,适合于小儿服用。对于崩解困难的药物制成咀嚼片有利于吸收。

多层片:指由两层或多层构成的片剂,一般由两次或多次加压而制成,每层含有不同的药物或辅料。可以避免复方制剂中不同药物之间的配伍变化,或者达到缓释、控释的效果。

分散片:遇水迅速崩解并均匀分散的片剂。在21±1 ℃的水中3分钟即可崩解分散并通过180 μm孔径的筛网。所含的药物主要是难溶性的,也可以是易溶性的,如雷尼替丁分散片等。应进行溶出度检查。

缓释片及控释片:缓释片是指药物以非恒定的速度缓慢释放的片剂。控释片是指药物缓慢地以恒速或接近恒速释放的片剂。

2. 口腔用片剂

口含片：含在口腔内缓慢溶解而发挥治疗作用的片剂。主要用于口腔及咽喉的治疗，如复方甘草含片、草珊瑚、西瓜霜、咽喉炎含片。

舌下片：指专用于舌下或颊腔的片剂，药物通过口腔黏膜的快速吸收而发挥速效作用。药物可免受胃肠液酸碱性的影响以及酶的破坏，同时也避免了肝脏对药物的破坏作用（首过作用）。5 分钟内应崩解、溶化，如硝酸甘油舌下片。

3. 其他片剂

植入片：指埋植到人体皮下缓缓溶解、吸收的片剂，需灭菌后单片避菌包装。

阴道片：直接用于阴道的片剂，如鱼腥草素外用片治疗慢性子宫颈炎，硝呋太尔阴道片治疗由细菌、滴虫、霉菌和念珠菌引起的外阴、阴道感染和白带增多。

外用溶液片：片剂加一定量的缓冲溶液或水溶解后，使成一定浓度的溶液，如供漱口用的复方硼砂漱口片。外用溶液片的组成成分必须均为可溶物。

【例 2】复方乙酰水杨酸片

【处方】

乙酰水杨酸	268 g	对乙酰氨基酚（扑热息痛）	136 g
咖啡因	33.4 g	淀粉浆	85 g
淀粉	266 g	滑石粉	25 g
酒石酸	2.7 g	轻质液体石蜡	2.5 g
制成	1000 片		

【制备】将咖啡因、对乙酰氨基酚与 1/3 量的淀粉混匀，加淀粉浆（15%～17%）制软材，过 14 目或 16 目尼龙筛制湿颗粒，于 70 ℃干燥，干颗粒过 12 目尼龙筛整粒，然后将此颗粒与乙酰水杨酸混合均匀，最后加剩余的淀粉（预先在 100～105 ℃干燥）及吸附有液体石蜡的滑石粉，共同混匀后，再过 12 目尼龙筛，颗粒经含量测定合格后，用 12 mm 冲压片，即得。本品用于缓解发热、头痛、神经痛、牙痛、月经痛、肌肉痛以及关节痛。

【例 3】硝酸甘油舌下片

【处方】乳糖 88.8 g　　硬脂酸镁 1.0 g　　糖粉 38.0 g

17% 淀粉浆适量　　10% 硝酸甘油乙醇溶液 0.6 g

制成 1000 片（每片含硝酸甘油 0.5 mg）

【制备】首先制备空白颗粒，然后将硝酸甘油制成 10% 的乙醇溶液（按 120% 投料）拌于空白颗粒的细粉中（30 目以下），过 10 目筛二次后，于 40 ℃以下干燥 50～

60 min，再与事先制成的空白颗粒及硬脂酸镁混匀，压片，即得。本品用于冠心病心绞痛的治疗及预防，也可用于降低血压或治疗充血性心力衰竭。

五、胶囊剂

胶囊剂（Capsules）系指将药物填装于空心硬质胶囊中或密封于弹性软质胶囊中而制成的固体制剂。一般供口服，也有用于其他部位的，如直肠、阴道、植入等。上述硬质或软质胶囊壳（囊材）多以明胶为原料制成，现也用甲基纤维素、海藻酸钙（或钠盐）、聚乙烯醇、变性明胶及其他高分子材料，以改变胶囊剂的溶解性能。胶囊剂整洁、美观、易于吞服；胶囊壳可以掩盖药物的不良气味，保护药物免受水分、光线的作用，提高药物的稳定性及生物利用度；也可将药物制成定时定位释放药物的胶囊剂，应用广泛。但药物易溶解囊材、易风化、刺激性强者，均不宜制成胶囊剂。

根据囊壳的差别，通常将胶囊剂分为硬胶囊、软胶囊（胶丸）和肠溶胶囊剂。硬胶囊系指将一定量的药物及适当的辅料（也可不加辅料）制成均匀的粉末或颗粒，填装于空心硬胶囊中而制成的胶囊剂。软胶囊系指将一定量的药液（混悬液、乳浊液、半固体状物）密封于球形或椭圆形的软胶囊中制成的剂型。肠溶胶囊系指在囊壳中加入了特殊的药用高分子材料或经特殊处理，在胃液中不溶解，仅在肠液中崩解溶化而释放出活性成分的胶囊剂。

【例4】氨咖黄敏胶囊

【处方】	对乙酰氨基酚	300 g	维生素 C	100 g
	胆汁粉	100 g	咖啡因	3 g
	马来酸氯苯那敏	3 g	10% 淀粉浆	适量
	食用色素	适量	共制成硬胶囊剂	1000 粒

【制法】（1）取上述各药物，分别粉碎，过80 目筛；（2）将10% 淀粉浆分为A、B、C 三份，A 加入少量食用胭脂红制成红糊，B 加入少量食用桔黄（最大用量为万分之一）制成黄糊，C 不加色素为白糊；（3）将对乙酰氨基酚分为三份，一份与马来酸氯苯那敏混匀后加入红糊，一份与胆汁粉、维生素 C 混匀后加入黄糊，一份与咖啡因混匀后加入白糊，分别制成软材后，过14 目尼龙筛制粒，于70 ℃干燥至水分3% 以下；（4）将上述三种颜色的颗粒混合均匀后，填入空胶囊中，即得。

六、滴丸剂

滴丸剂(Dripping pills)系指固体或液体药物与适当物质(基质)加热熔化混匀后,滴入不相混溶的冷凝液中,收缩冷凝而制成的小丸状制剂,主要供口服使用,如心痛宁滴丸、酸枣仁油滴丸、藿香正气滴丸、速效心痛滴丸等。1933 年丹麦药厂率先使用滴制法制备了维生素 A、D 丸,国内则始于 1958 年并在 1977 版《中国药典》收载了滴丸剂剂型。

滴丸剂具有以下特点:设备简单、操作方便、利于劳动保护,工艺周期短、生产率高;工艺条件易于控制,受热时间短,易氧化及具挥发性的药物可增加其稳定性;可将液态药物固化。制备滴丸的常用基质主要有两大类:水溶性基质,如 PEG 类、肥皂类(如硬脂酸钠)、Poloxame、甘油明胶等;脂溶性基质:硬脂酸、单硬脂酸甘油酯、氢化植物油及虫蜡等。

【例 5】灰黄霉素滴丸

【处方】灰黄霉素　1 份　PEG6000　9 份

【制法】取 PEG6000 在油浴上加热至 135 ℃左右,加入灰黄霉素细粉,不断搅拌使之全部熔融,趁热过滤,置贮液瓶中,135 ℃以下保温,用管口内、外径分别为 9.0 mm、9.8 mm 的滴管滴制,滴速 80 滴/min,滴入含 43% 煤油的液状石蜡(外层为冰水浴)冷却液中,冷凝成丸,以液状石蜡洗丸,至无煤油味,用毛边纸吸去粘附的液状石蜡即得。本品为口服抗真菌药。

第三节　液体制剂

一、概述

液体制剂是指药物分散在液体分散介质中组成的内服或外用的液态制剂。液体制剂为临床常用剂型,也是其他剂型(如注射剂、软膏剂、栓剂、气雾剂等)的基础剂型。在这些剂型中,普遍使用液体制剂的基本原理,因此液体制剂在药剂学上的应用具有普遍意义。

根据药物分散情况,液体制剂可分为:均相液体制剂(包括低分子溶液剂和高分子溶液剂)和非均相液体制剂(包括乳剂、混悬剂等);根据分散相质点的大小,可分为分子分散系统、胶体分散系统、粗分散系统;根据给药途径,可分为内服液体制剂和外用液体制剂等。

二、低分子溶液剂

低分子溶液剂(溶液型液体制剂),指药物以分子或离子(粒径 < 1 nm)状态分散在溶剂中制成的均匀分散的液体药剂,可供内服或外用的单相溶液制剂。溶液均匀澄明,能通过半透膜,分散度大,易吸收。包括溶液剂、糖浆剂、芳香水剂、酯剂、甘油剂、酊剂等。

(一)溶液剂

溶液剂(Solutions)是指药物溶解于适宜溶剂中制成的澄清液体制剂。溶质通常是不挥发的化学药物,溶剂一般为水,可内服也可外用。

【例1】复方碘溶液(卢戈氏液)

【处方】碘 50 g 碘化钾 100 g

蒸馏水 适量 加至1000 mL

【制法】取碘化钾,加入蒸馏水100 mL溶解配成浓溶液,加入碘搅拌使溶,再加入蒸馏水适量至1000 mL,即得。本品可供内服,凡缺乏碘质所致的疾病,如甲状腺肿等均可用。

(二)糖浆剂

糖浆剂(Syrups)系指含有药物或芳香物质的浓蔗糖水溶液,一般含糖量≥45% g/mL,供口服。单纯蔗糖的饱和水溶液称单糖浆,含糖量为85%(g/mL),即67%(g/g)。

【例2】枸橼酸哌嗪糖浆

【处方】枸橼酸哌嗪 160 g 蔗糖 650 g

尼泊金乙酯 0.5 g 矫味剂 适量

蒸馏水 加至1000 mL

【制法】取蒸馏水500 mL,煮沸,加入蔗糖与尼泊金乙酯,搅拌溶解后,滤过,滤液中加入枸橼酸哌嗪,搅拌溶解,放冷,加矫味剂与适量蒸馏水,使全量为1000 mL,搅匀,即得。本品作为驱肠虫药,用于蛔虫病、蛲虫病。

(三)芳香水剂

芳香水剂(Aromatic waters)系指芳香挥发性药物的饱和或近饱和澄明水溶液。

用乙醇和水混合溶剂制成的含大量挥发油的溶液，称为浓芳香水剂。芳香水剂主要用作制剂的溶剂和矫味剂。

【例 3】薄荷水

【处方】薄荷油　0.5 mL　聚山梨酯 80　2 mL

蒸馏水　加至 1000 mL

【制法】取薄荷油与聚山梨酯 80 混匀后，加蒸馏水适量使成 1000 mL，搅匀，即得。本品为芳香矫味药与驱风药，用于胃肠充气，或作溶剂。

（四）醑剂

醑剂（Spirits）系指挥发性药物的浓乙醇（60% ~90%）溶液，可供内服或外用。醑剂中药物浓度一般为 5% ~10%，乙醇浓度为 60% ~90%，如 1% 樟脑醑。

（五）酊剂

酊剂（Tinctures）系指药物用规定浓度（ >30% w/w）的乙醇浸出或溶解制成的澄清液体制剂，亦可用流浸膏或浸膏溶解稀释制成。

（六）甘油剂

甘油剂（Glycerins）系指药物溶于甘油中制成的专供外用的溶液剂，如碘甘油、酚甘油。

三、高分子溶液剂

高分子溶液剂系指高分子化合物溶解于溶剂中制成的均匀分散的液体制剂。高分子溶液剂以水为溶剂，称为亲水性高分子溶液剂，或称胶浆剂。以非水溶剂制备的高分子溶液剂，称为非水性高分子溶液剂。高分子溶液剂属于热力学稳定系统。

【例 4】羧甲基纤维素钠胶浆

【处方】羧甲基纤维素钠　0.5 g　琼脂　0.5 g

糖精钠　0.5 g　蒸馏水　适量　共制成 100 mL

【制法】取羧甲基纤维素钠，分次加入热蒸馏水（约 40 mL）中，轻轻搅拌使其溶解；另取剪碎琼脂加蒸馏水（约 40 mL）浸泡使其溶胀，加热煮沸使琼脂溶解，两液合并，趁热过滤，加入糖精钠、热蒸馏水至全量，搅匀，即得。

四、混悬剂

混悬剂(Suspensions)系指难溶性固体药物以固体微粒状态分散于液体分散介质中形成的非均匀的(多相)分散体系。分散相微粒一般在0.5～10 μm之间,小者0.1 μm,有的可达50 μm或更大。分散介质多为水,也可用植物油等。混悬剂属于热力学不稳定的粗分散系。按混悬剂的要求将难溶性固体药物与适宜辅料制成粉状物或粒状物,临用前加水振摇,即可迅速分散,这种混悬剂被称为干混悬剂。注射剂、滴眼剂、气雾剂、软膏剂和栓剂等都有混悬型制剂存在。

混悬剂的质量要求是:药物本身的化学性质应稳定,在使用或贮存期间含量应符合要求;混悬剂中微粒大小根据用途不同而有不同要求;粒子的沉降速度应很慢、沉降后不应有结块现象,轻摇后应迅速均匀分散;混悬剂应有一定的黏度要求;外用混悬剂应容易涂布。

为了提高混悬剂的物理稳定性,在制备时需加入的附加剂称为稳定剂。稳定剂包括助悬剂、润湿剂、絮凝剂和反絮凝剂等。

【例5】磺胺嘧啶混悬剂

【处方】	磺胺嘧啶	100 g	氢氧化钠	16 g
	枸橼酸钠	50 g	枸橼酸	29 g
	单糖浆	400 mL	4%尼泊金乙酯乙醇液	10 mL
	蒸馏水	适量	共制成	1000 mL

【制法】将磺胺嘧啶混悬于200 mL蒸馏水中,将氢氧化钠加适量蒸馏水溶解,将氢氧化钠溶液缓缓加入磺胺嘧啶混悬液中,边加边搅拌,使磺胺嘧啶成钠盐溶解,另将枸橼酸钠与枸橼酸加适量蒸馏水溶解,过滤,滤液慢慢加入上述钠盐溶液中,不断搅拌,析出细微磺胺嘧啶。最后加入单糖浆和尼泊金乙酯乙醇液,并加蒸馏水至1000 mL,摇匀即得。本品用于敏感细菌及其他敏感病原微生物所致的感染。

你知道吗

纳米混悬剂(Nanosuspensions)

目前40%以上的在研药物存在水溶性差的问题,这使潜在的优良品种不能上市或者不能充分发挥疗效。因此解决难溶性药物生物利用度低的问题非常迫切。目前常用的共溶剂增溶、环糊精包合和乳剂等技术都有一定的局限性,存在载药量低、制备工艺复杂及稳定性较差等问题。

近年来国外研究者对纳米混悬剂给予了高度重视。该剂型是加入适宜表面活性剂的纳米级“纯药物”的稳定胶状分散体系。不论是难溶于水的药物还是既难溶于水又难溶于油的药物,都可以通过此方法制备得到相应的纳米混悬剂。作为一种中间剂型,纳米混悬剂可以进一步制备成适合口服、注射或其他给药途径的药物剂型,从而提高药物的吸收和生物利用度。而且纳米混悬剂能提高制剂中的药物含量,特别适合大剂量、难溶性药物的口服和注射给药。此外,由于处方中不含载体和共溶剂,注射给药的毒副作用很低。

五、乳剂

乳剂(Emulsions)又称乳浊液,系指两种互不相溶的液体,其中一种液体以小液滴状态(一般在0.1~10 μm)分散在另一种液体中所形成的非均相分散的液体制剂。在乳剂中以小液滴状态存在的一相称为分散相、内相或不连续相;另一相称为分散介质、外相或连续相。其中一种液体为水或水溶液称为水相,用“W”表示;另一种是与水不相混溶的有机液体,统称为油相,用“O”表示。

乳剂主要由油相、水相和乳化剂构成,药物根据自身的物理性质分散在水相或者油相中。乳化剂在乳剂形成、稳定性及药效发挥等方面起着重要作用。乳化剂具有显著的表面活性,能在液滴周围形成界面膜,增加介质黏度,并且还要具有良好的稳定性。常用的乳化剂有:表面活性剂、天然乳化剂、固体微粒乳化剂,以及辅助乳化剂。

【例6】鱼肝油乳

【处方】	鱼肝油	500 mL	阿拉伯胶(细粉)	125 g
	西黄蓍胶(细粉)	7 g	挥发杏仁油	1 mL
	糖精钠	0.1 g	尼泊金乙酯	0.5 g
	蒸馏水	适量	全量	1000 mL

【制法】将阿拉伯胶与鱼肝油研匀,一次加入蒸馏水250 mL,研磨制成初乳,加糖精钠水溶液、挥发杏仁油、尼泊金乙酯醇液,再缓缓加入西黄蓍胶胶浆,加蒸馏水至1000 mL,搅匀,即得。本品用于虚弱、营养不良,肺结核患者及其他维生素A、D缺乏症。

第四节 注射剂与眼用制剂

一、注射剂

注射剂(Injections)系指药物制成的供注入体内的灭菌溶液、乳状液和混悬液以及供临用前配成溶液或混悬液的无菌粉末。注射剂作用迅速可靠,不受pH、酶、食物等影响,无首过效应,可发挥全身或局部定位作用,适用于不宜口服药物和不能口服的病人。但注射剂研制和生产过程复杂,安全性及机体适应性差,成本较高且使用不便,且存在注射疼痛的弊端。

注射剂按给药部位,可分为皮内注射剂、皮下注射剂、静脉注射剂、脊椎腔注射剂、动脉注射剂等;按生产工艺特点,可分为水针剂、粉针剂(无菌分装粉针、冻干粉针)、输液(一次注射量≥100 mL注射液);按分散系统,可分为溶液型注射剂、混悬型注射剂及乳剂型注射剂等。

【例1】盐酸普鲁卡因注射液

【处方】

盐酸普鲁卡因	0.5%	氯化钠	5.0 g
0.1 mol/L盐酸	适量	注射用水加至	1000 mL

【制备】取注射用水约800 mL,加入氯化钠,搅拌使之溶解,再加盐酸普鲁卡因使之溶解,加入0.1 mol/L盐酸溶液调节pH,再加水至足量,搅匀,过滤至药液澄明后灌装,用流通蒸汽100 ℃、30 min灭菌即得。本品为酯类局麻药。

二、输液

输液(Infusions)系指通过静脉注射输入体内的大剂量注射液,俗称大输液。一般输液量≥100 mL。一次用量在数百毫升以上以至数千毫升。

常用输液主要包括以下几类:

1. 电解质输液

用以补充体内水分、电解质,纠正体内酸碱平衡等,如氯化钠注射液、复方氯化钠注射液、乳酸钠注射液等。

2. 营养输液

营养输液有糖类输液、氨基酸输液、脂肪乳剂输液等。

3. 胶体输液

用于调节体内渗透压、扩充血容量、维持血压。用于治疗血容性休克，如外伤性出血性休克。胶体输液有多糖类、明胶类、高分子聚合物类等，如右旋糖酐、淀粉衍生物、明胶、聚维酮(PVP)等。

4. 含药输液

含治疗药物，如替硝唑、苦参碱输液等。

【例 2】右旋糖酐输液(血浆代用品)

【处方】右旋糖酐(中分子量)	60 g	氯化钠	9 g
注射用水加至	1000 mL		

【制备】将注射用水加热至沸，加入处方量的右旋糖酐，搅拌使溶解，配制成12% ~15%的溶液，加入1.5%的活性炭，保持微沸1 ~2 h，加压过滤脱碳，加注射用水稀释成6%的浓度，然后加入氯化钠使溶解，冷却至室温，测定含量和pH值，pH值应控制在4.4 ~4.9，再加活性炭0.5%，加热至70 ~80 ℃，过滤至药液澄明后灌装，112 ℃、30 min灭菌即得。

三、注射用无菌粉末

注射用无菌粉末(For injection)亦称粉针，系将供注射用的无菌粉末状药物装入安瓿瓶或其他适宜容器中，临用前加入适当的溶剂(通常为灭菌注射用水)溶解或混悬而成的制剂。按制备方法，注射用无菌粉末可分为注射用冷冻干燥制品及注射用无菌分装制品两类。

注射用冷冻干燥制品系指无菌药液灌装后进行冷冻干燥，呈疏松块状或粉末状，常用于原料含量纯度不高、药物对热敏感、在水溶液中不稳定的注射剂，如生物制品。

注射用无菌分装制品系指无菌粉末在无菌条件下直接分装，呈粉末状，常用于药物在水溶液中不稳定的注射剂，如抗生素类。

四、眼用制剂

眼用制剂系指直接用于眼部发挥治疗作用的制剂。根据剂型状态，可分为：眼用液体制剂，如滴眼剂、洗眼剂、眼内注射剂；眼用半固体制剂，如眼膏剂、眼用乳膏剂、眼用凝胶剂；眼用固体制剂，如眼膜剂、眼丸剂、眼内插入剂。眼部有无外伤是眼用制剂无菌要求严格程度的界限。用于眼外伤的眼用制剂要求绝对无菌,包括手术后用药在内。一般眼用制剂则要求没有致病菌(绿脓杆菌和金黄色葡萄球菌)。

【例3】0.25%氯霉素滴眼剂

【处方】

氯霉素	2.5 g	氯化钠	9.0 g
尼泊金甲酯	0.23 g	尼泊金丙酯	0.11 g
水	1 L		

【工艺】取尼泊金甲酯、尼泊金丙酯,加适量沸蒸馏水搅拌溶解,再加60 ℃左右蒸馏水至900 mL,溶入处方量的氯霉素及氯化钠,过滤,加蒸馏水至全量,精滤至澄明度合格,分装于输液瓶中,100 ℃、30 min流通蒸气灭菌。于无菌条件下分装于滴眼瓶中。

第五节　软膏剂、栓剂与膜剂

一、软膏剂

软膏剂(Ointments)系指药物与适宜基质均匀混合制成的具有一定稠度的半固体外用制剂。软膏剂中的药物作用于表皮或经表皮渗入表皮下组织,主要起保护、润滑和治疗局部疾病的作用,一般不期望产生全身作用。按分散系统,软膏剂可分为溶液型、混悬型和乳剂型三类,类型由制备软膏剂的基质决定。

软膏剂的常用基质分为油脂性、水溶性和乳剂型基质,其中用乳剂基质制成的易于涂布的软膏剂称乳膏剂;油脂型基质制成的软膏剂又称为油膏剂;凝胶基质制成的软膏剂称为凝胶剂。常见的油脂型基质包括:烃类(如凡士林、固体石蜡和液体石蜡、地蜡和微晶蜡)、脂肪及混合油基质(如植物油)、硅酮及类脂类(如羊毛脂、蜂蜡、鲸蜡);水溶性基质包括:天然或合成的水溶性高分子物质(如聚乙二醇类高分子聚合物)以及凝胶基质(如卡波姆、纤维素类等);乳剂型基质则是具有一定稠度的乳剂型半固体。

【例1】含聚乙二醇的水溶性基质

【处方】

聚乙二醇3350	400 g	聚乙二醇400	600 g

【制法】将两种聚乙二醇混合后,在水浴上加热至65 ℃,搅拌至冷凝,即得。若需较硬基质,则可取等量混合后制备。若药物为水溶液(6%～25%),则可用30～

50 g 硬脂酸取代聚乙二醇 3350，以调节稠度。

【例 2】含有机铵皂的乳剂型基质

【处方】硬脂酸	100 g	蓖麻油	100 g
液体石蜡	100 g	三乙醇胺	8 g
甘油	40 g	蒸馏水	452 g

【制法】将硬脂酸、蓖麻油、液体石蜡置蒸发皿中，在水浴上加热（75 ~ 80℃）使熔化。另取三乙醇胺、甘油与水混匀，加热至同温度，缓缓加入油相中，边加边搅拌直至乳化完全，放冷即得。可在乳剂型基质中加入 0.1% 羟苯乙酯作防腐剂。

二、栓剂

栓剂（Suppository）系指药物与适宜基质制成供人体腔道给药的制剂。栓剂常温下为固体，塞入人体腔道后，在体温下能迅速软化、熔融或溶解于分泌液，逐渐释放药物而产生局部或全身作用。栓剂的形状因使用腔道不同而异，也因使用腔道不同而有不同的名称，如肛门栓、尿道栓、喉道栓、耳用栓和鼻用栓等。常用直肠栓和阴道栓，后者主要用于阴道疾病的局部治疗。

栓剂的作用特点如下：（1）药物不受或少受胃肠道 pH 值或酶的破坏；（2）避免药物对胃黏膜的刺激性；（3）药物直肠由吸收，大部分不受肝脏首过作用破坏；（4）对不能或者不愿吞服片、丸及胶囊的病人，尤其是婴儿和儿童可用此法给药；（5）可在腔道起润滑、抗菌、杀虫、止痛、止痒等局部作用；（6）部分药物制成栓剂，通过直肠吸收可以起到全身作用。

由于栓剂疗效确切，且不易受其他条件影响疗效的发挥，各国还相继开发了一些新型栓剂，如中空栓剂（填充固体或液体）、双层栓剂（内外、上下）、微囊栓剂、渗透泵栓剂及不溶性（缓释）栓剂等。

【例 3】消炎痛栓

【处方】消炎痛	100 g	半合成脂肪酸脂	适量
共制	1000 枚		

【制法】取消炎痛过 80 ~ 100 目筛，将称取的半合成脂肪酸脂在水浴上融化（水浴温度为 60 ℃，过高会使成品颜色过黄），将药物细粉加入已熔融的基质中，搅拌均匀，注入栓剂模具中，冷却后刮去多余基料，脱模即得。本品为消炎、镇痛、解热药，用于风湿或类风湿性关节炎及其他炎症性疼痛。

三、膜剂

膜剂(Films)系指药物溶解或均匀分散于成膜材料中加工成的薄膜制剂。膜剂在《中国药典》1990年版中已有收载。膜剂可适用于口服、舌下、眼结膜囊、口腔、阴道、体内植入、皮肤和黏膜创伤、烧伤或炎症表面等各种途径和方法给药,以发挥局部或全身作用。膜剂的形状、大小和厚度等视用药部位的特点和含药量而定。一般厚度为0.1~0.2 mm(约0.02 g),面积1 cm^2 供口服,0.5 cm^2 供眼用。

膜剂由主药、成膜材料及附加剂组成。常用成膜材料有:天然的高分子化合物,如明胶、虫胶、阿拉伯胶、琼脂等;聚乙烯醇(PVA),如PVA1788;乙烯—醋酸乙烯酯共聚物(EVA)等。

【例4】毛果芸香碱眼用膜

【处方】	盐酸毛果芸香碱	15 g	PVA(05-88)	28 g
	甘油	2 g	蒸馏水	30 mL

【制法】称取PVA,加蒸馏水、甘油搅拌溶胀后于90 ℃水浴上加热溶解,趁热将溶液过80目筛;滤液放冷后加入药物,搅拌时溶解,然后涂膜,经测定含量后划痕分格,每格内含药物2.5 mg。本品可用于治疗青光眼。

第六节 气雾剂、粉雾剂和喷雾剂

一、气雾剂

气雾剂(Aerosols)系指含药乳液或混悬液与适宜的抛射剂共同装封于具有特制阀门系统的耐压容器中,使用时借助抛射剂的压力将内容物呈雾状物喷出,用于肺部吸入或直接喷至腔道黏膜、皮肤及空间消毒的制剂。气雾剂具有如下特点:①药物直接到达作用部位,具有速效、定位作用;②药物密封于容器内,稳定性好;③无肝脏首过效应和胃肠道破坏作用,生物利用度高;④可用定量阀门控制剂量,剂量准确。同时,这类制剂的包装需要耐压容器、阀门系统和特殊的生产设备,故产品成本较高。

气雾剂由药物、附加剂、抛射剂、耐压容器和阀门系统组成。抛射剂是直接提供气雾剂动力的物质,有时可兼作药物的溶剂或稀释剂。由于抛射剂的蒸气压高,液化气体在常压下沸点低于大气压,因此须装入耐压容器中。一旦阀门系统开放,压力突然降低,抛射剂急剧汽化,可将容器内的药液分散成极细的微粒,通过阀门系统喷射出来,达到作用或吸收部位。常用的抛射剂有碳氢化合物类,如丙烷、正丁烷、异丁烷等;氢氟氯烷烃类与氢氟烃类,如三氟一氯乙烷、七氟丙烷;以及压缩气体,如二氧化碳、氮气等。

气雾剂可用于局部或全身治疗作用。局部治疗作用包括:治疗咽喉炎的咽速康气雾剂、治疗阴道炎的复方甲硝唑气雾剂、局麻止痛的利多卡因气雾剂等;全身治疗作用包括:抗心绞痛的硝酸甘油气雾剂、解热镇痛的吲哚美辛气雾剂等。

二、粉雾剂

粉雾剂(Power aerosols)系指微粉化药物或与载体以胶囊、泡囊或多剂量贮库形式,采用特制的干粉给药装置,将雾化药物喷至用药部位的制剂。按用药途径分为吸入粉雾剂、非吸入粉雾剂和外用粉雾剂。

自 1971 年英国的 Bell 研制的第一个干粉吸入装置(Spinhaler)问世以来,粉末吸入装置已由第一代的胶囊型发展至第三代的贮库型,粉雾剂的上市品种也已由当初的色甘酸钠粉雾剂发展至遍及哮喘治疗的各环节。吸入粉雾剂中的药物粒度大小应控制在 10 μm 以下,其中大多数应在 5 μm 左右。为改善吸入粉雾剂的流动性,可加入适宜的载体和润滑剂,所有附加剂均应为生理可接受物质,且对呼吸道黏膜或纤毛无刺激性。

三、喷雾剂

喷雾剂(Sprays)系指含药溶液、乳状液、混悬液填充于特制的装置中,使用时借助手动泵的压力、高压气体、超声振动或其他方法将内容物呈雾状物释放,用于肺部吸入或直接喷至腔道黏膜、皮肤及空间消毒的制剂,也称气压剂。如硫酸异丙肾上腺素喷雾剂(新气喘宁喷液),用于治疗支气管炎和哮喘等疾病。

喷雾装置的主要结构为喷射用阀门系统(手动泵),采用手压触动器产生压力,使喷雾器内含药液以所需形式释放的装置,使用方便,仅需很小的触动力即可达到全喷量。按用药途径,可分为吸入喷雾剂、非吸入喷雾剂和外用喷雾剂;按给药定量与否可分为定量喷雾剂和非定量喷雾剂。

第七节　其他剂型

一、缓释及控释制剂

(一)概述

缓释制剂(Sustained - release dosage form)是指用药后能缓慢的恒速释放药以达到长效作用的制剂,其药物释放受外界环境如 pH 值等因素的影响。控释制剂(Controlled release dosage form)是指药物在预定的时间内缓慢地以恒定或接近恒定的速度释放,使血药浓度长时间恒定维持在有效浓度范围之内的制剂,其药物释放速率不受环境和酶等外界因素的影响。

缓、控释制剂具有以下特点:(1)对于半衰期短的或需要频繁给药的药物,可以减少给药次数,使用方便,可提高病人的服药顺应性,特别适用于需要长期服药的慢性病人;(2)血药浓度平稳,“峰谷”波动小,可避免药物的血药浓度超过治疗范围,有利于降低药物的毒副作用;(3)对剂量调节的灵活性降低,不能灵活调节给药方案;(4)可减少用药的总剂量,用最小剂量达到最大药效;(5)其工艺比较复杂,成本较高;(6)剂量很大、半衰期过长(>12 hr)或过短、不能在小肠下端有效吸收的药物,溶解度差的药物不宜制成缓、控释制剂。

(二)缓、控释制剂实例

1. 奥迪迈尔—盐酸维拉帕米缓释片

主要成份是盐酸维拉帕米,临床主要用于治疗原发性高血压等疾病。规格:120 mg。用法用量:每日一次。

2. 诺雷得—醋酸戈舍瑞林缓释植入剂

有效成分为醋酸戈舍瑞林,临床主要用于前列腺癌、乳腺癌、子宫内膜异位症等。用法用量:在腹前壁皮下注射本品 3.6 mg 一支,每 28 天 1 次。

二、靶向制剂

(一)概述

靶向制剂亦称靶向给药系统(Targeting drug delivery system,TDS),是借助载

体、配体或抗体将药物通过局部给药、胃肠道或血液循环而选择性地浓集于靶组织、靶器官、靶细胞或细胞内结构的制剂。靶向制剂不仅要求药物到达病变部位，而且要求具有一定浓度的药物在这些靶部位滞留一定的时间，以便发挥药效。成功的靶向制剂应具备定位、浓集、控释及无毒可生物降解等四个要素。靶向制剂可以提高药效、降低毒性，提高药品的安全性、有效性以及病人用药的顺应性。

根据药物到达的部位，可将 TDS 可分为三级：第一级指到达特定的靶组织或靶器官；第二级指到达特定的细胞（如肿瘤细胞）而不是正常细胞；第三级指到达细胞内细胞器（如溶酶体）。而根据靶向传递机理分类，靶向制剂大体可分为主动靶向制剂、被动靶向制剂以及物理化学靶向制剂三类。

（二）靶向制剂实例

Doxil－盐酸阿霉素（Doxorubicin HCl）脂质体注射液：美国 FDA 于 1999 年经加速审批程序批准 DOXIL 脂质体注射剂用于难治性卵巢癌。2005 年 1 月份给予以完全批准，用于经铂类化疗药治疗后病情仍进展或再发的卵巢癌病人。

盐酸阿霉素的活性成分通过插入 DNA 双链的碱基对与核酸结合干扰 DNA 和 RNA 的合成。在脂质体包裹的阿霉素核周围与聚乙烯甘醇衍生物结合，形成阿霉素的脂质体。这种技术称为“隐蔽技术”。阿霉素隐蔽脂质体是在其表面与甲氧聚乙烯甘醇（MPEG）结合的。这种聚合体包裹后保护了隐蔽脂质体免受单核巨噬系统的吞噬，导致在血循环时间明显增加，可能有降低阿霉素心脏毒性、增加肿瘤靶组织吸收的作用。

三、经皮给药系统

（一）概述

经皮给药系统（Transdermal drug delivery systems，TDDS）或称经皮治疗系统（Trandermal thrap eutic systerms，TTS）是药物通过皮肤吸收的一种方法，药物经由皮肤吸收进入人体血液循环并达到有效血药浓度、实现疾病治疗或预防的一类制剂。自 80 年代始，国内外医药界对 TDD 系统的研究和开发予以了特别的关注，该类制剂为一些长期性疾病和慢性疾病的治疗及预防创造了一种简单、方便和行之有效的给药方式，与常用普通剂型如口服片、胶囊或注射剂等比较，TDDS 具有一系列优点：

(1)避免了口服给药可能发生的肝脏首过效应及肠胃灭活,提高治疗效果,药物可长时间持续扩散进入血液循环。

(2)维持了恒定的血药浓度或药理效应,增强了治疗效果,减少甚至消除副作用。

(3)延长作用时间,减少用药次数,加强患者用药顺应性。

(4)患者可以自主用药,避免了饮食、体位、睡眠、运动等因素的干扰,相对减少患者个体间差异和个体内差异。

TDDS 作为一种用药形式具有以上许多优点,但在开发和使用 TDD 系统时,对该剂型的局限性也必须有充分的估计,主要为:

(1)皮肤是限制药物吸收程度和速度的屏障,大多数药物透过该屏障的速度都很小,只有作用剧烈的药物,即用药剂量很小就能产生药效的药物才可能设计成 TDDS。

(2)TDDS 的剂量较小,一般认为每日剂量超过 5 mg 的药物就不易制设计成 TDDS 系统。

(3)对皮肤有刺激性和过敏性的药物不宜设计成 TDDS 系统。

(二)经皮给药系统应用实例

1. 雌二醇经皮给药系统

雌二醇临床用于卵巢功能不全或卵巢激素不足引起的各种症状。常用肌内注射,每次 0.5 ~1.5 mg,每周 2 ~3 次。雌二醇 TDDS 是一种以丙烯酸压敏胶为基质的充填封闭型 TDDS,主要用于治疗妇女更年期综合症,可以持续给药 4 天。

2. 东莨菪碱经皮给药系统

东莨菪碱是 M 胆碱受体阻断药。临床上可用作镇静药,用于全身麻醉前给药、晕动病、震颤麻痹、狂躁性精神病、有机磷农药中毒等。常用剂型为片剂,常有口干、眩晕,严重时瞳孔散大、皮肤潮红、心率加快、兴奋、烦躁等不良反应。将其制成 TDDS,与口服片剂比较不仅防治晕动病效果好,不良反应发生率也明显降低。

(王晓芸)

第七章　生物技术、生物工程与生物制药

学习目标

掌握：

1. 基因工程、细胞工程、酶工程和发酵工程的概念；
2. 基因工程主要研究内容；
3. 细胞工程的主要内容；
4. 发酵工程的主要内容。

熟悉：

1. 转基因食品、疫苗的概念；
2. 基因操作的主要技术和基因工程在医药科学中的应用；
3. 酶工程的主要内容；
4. 生物技术发展概况。

第一节　生物技术概述

生物技术(Biotechnlogy)也称生物工程(Bioengineering),是指人们以现代生命科学的原理为基础,结合其他基础学科的知识,采用各种先进生物工程技术手段,按照人们预先想要获得的目标设计改造生物体或加工生物原料,为人类生产出所需药物或达到某种目的的技术,是由多学科综合而成的一门新学科。就生物科学而言,它包括了微生物学、生物化学、细胞生物学、免疫学、育种技术等几乎所有与生命科学有关的学科,其基础知识及相关内容主要包括基因工程、细胞工程、酶工程、发酵工程、蛋白质工程、生物芯片、人类基因组计划与研究方法。

一、生物技术发展简史

生物技术的发展过程按其技术特征来看,可以分为三个不同的发展阶段,即传统生物技术阶段、近代生物技术阶段和现在生物技术阶段。它们的发展过程、技术特征和产品类型概述如下:

(一)传统生物技术阶段

传统生物技术的产品和有关技术的应用已有悠久的历史。远在公元前几千年,就有了酿酒和制醋的生产技术,传统生物技术的技术特征就是酿造技术。但是,人们在很长的时间内,不知道这些技术的内在原理。直到出现了显微镜,才知道自然界有微生物的存在。1857 年,利用实验的方法证明了乙醇发酵是活酵母引起的结果,其他不同的发酵产物则是由其他微生物发酵所形成的。1897 年,发现磨碎的"死"酵母仍能使糖发酵而形成乙醇,并将其中所含的活性物质称为"酶"。经过这一系列的研究,才揭开了发酵现象的奥秘。

由于上述研究结果的启示,从 19 世纪末到 20 世纪 30 年代,陆续出现了许多产品的工业发酵,开创了工业微生物的新时期,生产出的产品有乳酸、丙酮、丁醇、柠檬酸及淀粉酶等。这些产品的生产过程比较简单,大多数属于兼气发酵或表面培养,生产设备的要求不高。产品的化学结构较为简单,属于微生物的初级代谢产物。

(二)近代生物技术阶段

20 世纪 40 年代初,由于第二次世界大战的爆发,急需疗效好而毒副作用小的抗细菌感染的药物。1941 年,美国和英国合作开发研究了青霉素。经过大量研究工作后,终于在 1943 年把要花费大量劳动力(从清洗、装料、灭菌、接种及培养到出料等过程)和占用大量空间的表面培养法,发展为生产效率高、产品质量好、通入无菌空气进行搅拌发酵的沉没培养法,产品的产量和质量大幅度提高,成本显著下降。这给生物技术的发酵工业带来了革命性的变化,因而近代生物技术的技术特征是微生物发酵技术。此后,又开发了一系列发酵新技术,如无菌技术、控制技术、补料技术等。这为当代微生物工业的兴旺发达揭开了序幕。

后来,链霉素、金霉素、红霉素等抗生素相继问世,兴起了抗生素工业,促使工业微生物的生产进入了一个新的阶段。抗生素生产的经验很快促进了其他发酵产业的发展，最突出的成果是20世界50年代的氨基酸发酵工业、60年代的酶制剂工业以及一些原来用表面培养法生产的产品生产都改用沉没培养法。近代生物技术产业的主要产品有：医药业的抗生素、维生素、甾体激素、氨基酸，轻工食品业的工业酶制剂、食用氨基酸、酵母、啤酒，化工业的乙醇、丙酮、丁醇、沼气，农林业的农用抗生素等农药以及环境保护业的生物治理污染等。

（三）现代生物技术阶段

1953年，Watson和Crick发现了DNA双螺旋结构，奠定了现代分子生物学的基础，从而给整个生物学乃至整个人类社会带来了一场革命。此后的20年中，科学家们又研究出了一系列与DNA有关的新发现和突破，为分子生物学和分子遗传学的建立和发展奠定了基础，也为DNA的重组奠定了基础。此后很快将这些基础研究的成果向应用研究和开发研究拓展。1973年，美国加利福尼亚大学旧金山分校的Boyer教授和斯坦福大学的Stanley Cohen教授共同完成了一项著名的实验，他们选用一个仅含有单一酶切位点的质粒载体，并用酶将其切为线性分子，然后将该线性分子与同样具有酶切位点黏性末端的另一质粒DNA片段以及DNA连接酶混合作用，从而获得了具有两个复制起始位点的新的DNA组合，于是研究人员在很短的时间内就开发出了的行之有效地分离、鉴定、克隆基因的方法——DNA重组技术。这使得生物技术中生物转化这个环节的优化过程变得更为有效，而且它所提供的方法不仅可以分离得到那些高产量的微生物菌株，还可以人工制造出高产量的菌株，原核生物细胞和真核细胞都可以作为生物“工厂”来大量生产如胰岛素、干扰素、生长激素、病毒抗原等外源蛋白，为现代生物技术的快速发展奠定了基础。

基因工程技术的诞生带动了整个生物技术的迅猛发展。生物技术延伸出了基因工程、细胞工程、酶工程、发酵工程等重要分支，在生物药物的制备上开始占据主导地位。并且随着现代生物技术日新月异的发展，生物制药技术与方法也在不断提高。对各个与药学相关的学科，如微生物学、生物化学、分子生物学、计算机等学科的深入研究也催生了更多、更完善的生物制药新技术和新方法。

近年来，生物技术不断取得重大进展，基因合成、修饰技术，基因克隆技术，基因芯片技术等不断涌现；功能基因的分离、克隆和应用，基因药物，重组疫苗，生物反应器，转基因动植物技术也有了突破性的进展。特别是20世纪90年代以来，人类基因组图谱的完成，成为生命科学史上的又一个里程碑。尽管克隆羊“多莉”的诞生在伦理上存在争议,但其标志着动物体细胞无性繁殖技术的成功。干细胞技术、组织工程研究的发展,为医学上器官再生展现了新的希望。

二、现代生物技术的应用成果

(一)现代生物技术用于制药获重大进展

人类现有疾病2035类18000多种,几乎所有的疾病都直接或间接地与基因变异有关,其中可分为单基因、多基因和获得性基因疾病。随着功能基因和疾病基因不断被鉴定出来,可对各种疾病进行诊断和治疗。药物基因组学和遗传基因组学则更加注重个体用药,目前上市的和正在开发的基因工程药物已有几百种,而人类有3万~4万个基因,在这些基因中将有许多可被开发生产新的蛋白质和多肽类药物,是一个巨大的药物宝库。专家预测,21世纪生物医药产业将进入高收获期,全球研制中的生物技术药物超过数千种,其中1000多种已进入临床试验阶段。预计在5年内,将有200种以上的新药上市,生物制药产业正快速实现由高新技术产业向高新支柱产业的过渡。如通过转基因动物来生产药物已成为最为有效、最为先进的制药系统。在这个领域的研究报告称,人们为了实现治疗某种疾病的愿望,将克隆的外源目的基因(一般是人的基因)整合到动物受精卵的染色体内,使之在动物体内得到表达并能稳定地遗传给后代,这种含有外源基因的动物叫转基因动物。在当代,转基因羊、牛、鸡、猪等相继培育成功,使其在开发药物领域大获进展。英国PPL治疗学公司率先利用克隆"多莉"所采用的"细胞核转变"法,培育了200头携带人体基因的绵羊,并成功地从奶汁中提取了α_1-抗胰蛋白酶,这是科学工作者运用现代生物技术培育的绵羊的奶中,提取的可用于治疗人类疾病的药物成分,为建立"动物工厂"打下了基础。我国科学家、上海遗传学研究所曾溢滔院士主持的课题组给8头母牛移植整合了外源基因的胚胎,其中1头母牛分娩出带有人血清蛋白基因的转基因试管牛,从而引起了世界的关注。

(二)转基因食品开发结硕果

所谓转基因食品又称基因改性食品。从狭义上讲,是利用分子生物学技术,将某些生物(包括动物、植物和微生物)的一种或几种外源性基因转导到其他生物物种中去,从而改造生物的遗传物质,使其有效地表达相应的产物(多肽或蛋白质),并出现原物种不具有的性状或产物,以转基因生物为原料加工成的食品就是转基因食品。在转基因食品开发领域,科学工作者们利用基因工程手段改善农作物品质(例如口感、营养、质地、颜色、形态、酸甜度以及成熟度等方面)已做了大量的研究工作,并取得了丰硕的成果。一是运用转基因技术可增加碳水化合物含量。如转基因番茄的淀粉含量比原种淀粉含量高,这对加工番茄酱很有利。把某些细菌中的产淀粉基因与马铃薯基因重组得到的马铃薯可缩短烹调时间,降低成本和原料消耗。另有报道称,日本鸟取大学工学部的科研人员从一种食用微生物中分离出制造酶的遗传基因,然后导入另一种酶制造能力很强的菌中,大量生产出佐聚糖合成酶。在生产多糖时只要将这种合成酶拌入原料溶液中就能进行生化反应合成多糖。在室温条件下,从砂糖溶液合成多糖只需 1 小时。这种多糖可用作食品的增黏剂、乳化剂、凝胶剂以及稳定剂。二是转基因技术在提高食品必需氨基酸也取得了重大成果,如增加食品中的甲硫氨酸、赖氨酸的含量。另外,在提高食品品质方面,转基因技术运用也有突破性研究进展。如转猪生长激素基因的开发成功,可使猪肉减少脂肪含量。通过基因工程生产的大豆,营养更丰富,风味更佳。采用基因重组技术还可提高食品矿物质含量,产生抗氧化的维生素(类胡萝卜素、黄酮素和维生素 A、C、E 等)。还有,转基因技术可提高奶和畜类产品的数量和质量。如转基因生长激素基因的牛可提高乳牛的产奶量。转基因动物不仅使产奶或产肉量增加,而且可得到具有特殊功能的奶或肉类产品。某研究报告称,去乳糖牛奶、低脂牛奶、低胆固醇、低脂肪肉食品以及含特殊营养成分的肉类食品在当代由于基因工程技术的成功应用,均已取得了丰硕的成果。

(三)生物技术带动农业大发展

当今世界上仍有 8.4 亿人口处于饥饿状态,到 2025 年时,地球上还将新增 30 亿人口,因此世界各国必须共同努力,利用现代生物技术来满足贫穷国家处于饥饿状态的人们的需要。当前世界正处于新的生物技术革命的最佳时期,并在农业发展方面取得了众多的研究成果。如基因工程技术可提高作物品质以育成兼有粳米味佳和籼米高产特点的新品种。在防止作物退化方面,基因工程技术也取得了创新性成果,如把病毒基因重组到植物体内,当病毒进入这种植物中便不会引起感染。还有在防治虫害方面,如运用基因工程可使棉花、蔬菜产生毒蛋白,害虫吃了基因重组作物的叶子会被毒死,而在人体内有能分解毒蛋白的酶存在,故不会中毒。另外把抑制杂草的基因导入小麦、水稻、西红柿等作物中,可以不施用除草剂而获得高产;把固氮基因转导到作物体内,可不用或少用化肥;利用细胞融合技术可把不同种属的作物细胞融合在一起，得到了用传统方法无法得到的杂交新品种，如已获得兼有西红柿和马铃薯特点的新类型作物。

三、我国生物技术在制药领域的新进展

国家科技部、国家自然科学基金委员会高度重视生物学领域的研究，并且已经启动了该领域的重大科技专项、“863”项目、“973”项目、基金委的重点项目等。“十二五”863计划生物和医药技术领域分为五个专题方向，分别为前沿生物技术、医药生物技术、现代医学技术、工业生物技术、生物资源与安全技术。

关于生物技术在我国制药领域研究新进展，举几例介绍如下：

（一）药用辅料级基因重组人血白蛋白

2011年，由华北制药独家研发的“药用辅料级基因重组人血白蛋白”获得国家食品药品监督管理局（SFDA）“药品生产许可证”，标志着这一填补国内空白的重组人血白蛋白技术已经成熟。

（二）谷赖胰岛素注射液

该药为控制糖尿病患者膳食血糖提供了新的治疗方式。研究发现赖脯胰岛素与等摩尔胰岛素具有同等的药效。与普通胰岛素相比，赖脯胰岛素起效快速、作用时间较强的特点在患有肝功能和肾功能损害的患者身上仍然有所体现。

（三）聚乙二醇化重组人粒细胞刺激因子注射液

2010年，SFDA批准了首家国产聚乙二醇化重组人粒细胞刺激因子注射液的生产，其用于降低发热性中粒细胞减少所引起的感染发生率。

（四）甲型H1N1流感病毒裂解疫苗

2009年，SFDA批准甲型H1N1流感病毒裂解疫苗生产，本品系采用世界卫生组织推荐的甲型H1N1流感病毒株（2009）接种鸡胚胎，经病毒培养、收获病毒液、灭活病毒、浓缩、钝化、裂解后制成，为流感的治疗和预防提供了新的武器，可以减少流感的发生。

第二节　生物制药技术与方法

现代生物技术应用于制药工业，使得生物医药成了医药领域中新的经济增长

点，为生物技术药物的研究和开发提供了条件。生物技术工业经过多年努力，创造了很多的重要药物。现在生物技术已广泛用于治疗癌症、艾滋病、冠心病、多发性硬化症、贫血、发育不良、糖尿病、心力衰竭、血友病、囊性纤维变性和一些罕见的遗传疾病。

传统的生物制药技术是从生物体、组织、细胞或其成分中提取、分离、纯化获得生理活性物质。随着生物技术日新月异的发展，已从原来的基因工程（Genetic Engineering）、细胞工程（Cell Engineering）、酶工程（Enzyme Engineering）、发酵工程（Fermentation Engineering）四大方面，拓展到蛋白质工程（Protein Engineering）、抗体工程（Antibody Engineering）、疫苗（Vaccine）技术、生物芯片（Biochip）技术等方面。

一、基因工程

（一）基因工程的定义及其主要的研究内容

基因工程是指在基因水平上，按照人类的需要进行设计，然后按设计方案创建出具有某种新的性状的生物新品系，并能使之稳定地遗传给后代。基因工程采用与工程设计十分类似的方法，既具有理学的特点，同时也具有工程学的特点。

生物学家在了解了遗传密码是由 RNA 转录表达以后，还想从分子的水平去干预生物的遗传。1973 年，美国斯坦福大学的科恩教授，把两种质粒上不同的抗药基因“裁剪”下来，“拼接”在同一个质粒中。当这种杂合质粒进入大肠杆菌后，这种大肠杆菌就能抵抗两种药物，且其后代都具有双重抗菌性，科恩的重组实验拉开了基因工程的序幕。

基因工程从诞生到现在才不过 30 年的历史，所使用的名词术语还没有很好地统一，在文献中常见的有遗传工程、基因工程、基因操作、重组 DNA 技术以及基因克隆、分子克隆等。这些术语所代表的具体内容都是彼此相关的，在许多场合下被混同使用，很难做出严格的区分。从某种意义上讲，它们之间的差别，只不过是各自考虑的角度和强调的侧重点不同罢了。

在狭义上，基因工程是将一种或多种生物体（供体）的基因与载体在体外进行拼接重组，然后转入另一种生物体（受体）内，使之按照人们的意志遗传并表达新的性状。通过基因工程技术可把来自任何生物的基因转移到与其毫无关系的任何其他受体细胞中，任意改造生物的遗传特性，创造出新的性状。其基本原理图见图 7－1。

广义的基因工程则包括了 DNA 重组技术的产业化设计与应用，由上游技术和下游技术两大部分组成。

1. 上游过程

（1）目的基因的获取和制备：获取目的基因是基因重组技术最基础的一步。常用的方法有：限制性酶切法（从基因所在的生物体直接取得的方法）、构建基因文库法、构建 cDNA 文库法、PCR 法、化学合成法、计算机克隆法等。

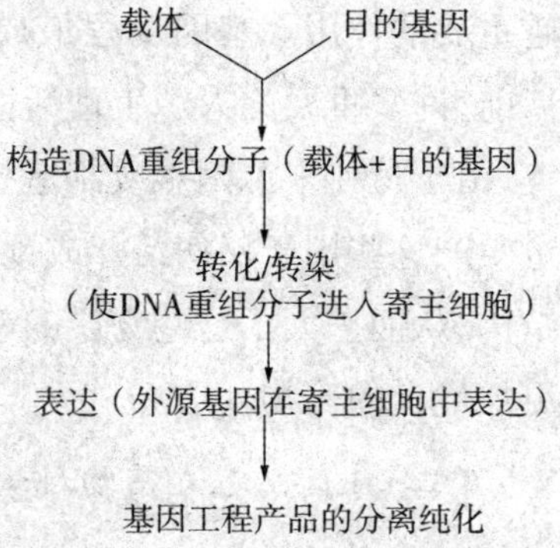

图 7－1　基因工程的基本流程

（2）DNA 片段的重组：连接获得目的基因后必须将其放在一定的载体上才能进入宿主细胞扩增或表达。凡来源于质粒或噬菌体的 DNA 分子，可以插入或克隆目的 DNA 片段，并具有传递运载外源 DNA 统称为载体。在该过程中一般要用到两种重要的工具酶，即被形象地称为“基因剪刀”和“缝纫针”的限制性内切酶和 DNA 连接酶。用识别并切割特定 DNA 序列的限制性内切酶分别剪切目的基因和载体，就可以产生具有黏性末端或平末端的 DNA 分子；而催化两者重组连接反应则需要 DNA 连接酶，常用的是 T_4DNA 连接酶。

（3）重组 DNA 导入受体细胞：将重组 DNA 导入受体细胞，利用宿主的生理条件、克隆扩增或表达该重组 DNA。将外源 DNA 重组分子导入受体细胞的常用方法有农杆菌转化法、基因枪法、花粉管通道法、显微注射法等。

（4）DNA 重组体的筛选和鉴定：为了确定外源 DNA 片段是否插入并与载体连接，我们常用质粒快速提取并酶切鉴定、插入失活、杂交等方法进行筛选；而对于插入片段大小，是否突变，插入位置、顺序及方向，我们常用分子杂交、免疫学检测、DNA 测序、蛋白质活性筛选及基因互补实验的方法加以鉴定。

2. 下游过程

包括了工程菌或工程细胞的扩大培养、目的产物的分离纯化、除菌过滤、半成品检查、制剂、成品检查、包装等步骤。它将实验室成果产业化，研究范围主要包括工程菌大规模发酵参数的优化、新型生物反应器的研制、分离纯化的设计控制、高纯度纯品的制备技术、生物传感器等一系列仪器仪表的设计和制造等。

虽然人们掌握基因工程技术的时间并不长，但已经获得了许多具有实际应用价值的成果，基因工程作为现代生物技术的核心，将在社会生产和实践中发挥越来越重要的作用。基因工程最成功的应用是生产各类基因工程蛋白质、多肽药物。以前，许多重要的人源生理活性物质，如激素、细胞因子、调节蛋白、酶类、凝血因子等，由于材料来源困难或制造技术问题而无法生产。而用基因工程技术就可以大量生产这些用于疾病治疗或预防的物质，并可以深入研究它们的生理、生化特性和结构，从而扩大了这些物质的应用范围，或通过对其基因进行分子改造，生产性能更加优良的药物。

（二）基因工程在药物科学的应用实例

下面重点介绍以下几种：

1. 重组人胰岛素注射液

胰岛素是一种蛋白质，它专门调控人体内的血糖含量。重组人胰岛素是利用基因重组技术把控制胰岛素合成的基因导入大肠杆菌，从而使大肠杆菌成为生产胰岛素的工程菌。用它发酵生产胰岛素，与天然胰岛素有相同的结构和功能，可调节糖代谢，促进肝脏、骨骼和脂肪组织对葡萄糖的摄取和利用，促进葡萄糖转变为糖原贮存于肌肉和肝脏内，并抑制糖原异生，从而降低血糖。用这种方法生产胰岛素已成了一大产业，在这方面我国也有与当时世界同步的研究水平。在21世纪，利用基因工程生产胰岛素将更为普及，以满足广大患者的需求。

2. 注射用重组人干扰素 α1b

干扰素是一种抗病毒的特效药，对于预防、治疗癌症有积极作用。干扰素在1957年就被发现。经过几十年的努力研究，发现干扰素几乎可以用于所有由病毒引起的感染，如水痘、肝炎，也能防治病毒性感冒。过去生产干扰素的方法是由芬兰科学家卡里·坎特发明的，他从血液中提取白细胞，然后用病毒去感染它。这时，被感染的白细胞就会产生干扰素，然后将其提取。用此法生产干扰素不仅产量低，而且成本高。1980年，美国科学家通过基因重组技术得到了几种能生产干扰素的菌种。1981年，美国科学家又把控制干扰素合成的基因重组到酵母菌里，让酵母菌生产干扰素。过去用白细胞生产干扰素，每个细胞最多只能合成100～1000个干扰素分子；现在用工程菌生产干扰素，每个菌体能合成几十万个干扰素分子。我国在1982年也成功组建成生产干扰素的工程菌。

3. 注射用重组人生长激素

人体生长激素是人的脑垂体产生的一种蛋白质，它的功能是促进人体生长。

缺乏生长激素，人就长不高，成为侏儒。过去生产生长激素，是从尸体上切下脑垂体，然后从中提取，可见其产量之微、其价之贵。要维持一个儿童正常生长需要的生长激素量，相当于从50具尸体的脑垂体中提取的量。用大肠杆菌生产生长激素的工程菌在1979年被构建成功。美国科学家先用人工合成的方法合成了人的生长激素基因，然后重组进大肠杆菌体内，这样便可以在发酵罐中生产生长激素了。1990年，生长激素的价格就从每单位15美元下降到每单位5美元。随着生长激素在临床应用的逐步增多，2003～2010年期间，国际生长激素市场销售额从19.17亿美元增加至约68.06亿美元。另据推测，生长激素理论市场容量接近300亿美元。

你知道吗

"长生不老"

"长生不老"是人们永恒的梦想。炼丹的古人数不胜数，"青春永驻"也在传奇小说里经常出现，用现代科学的语言来说，就是"抗衰老"。无论从哪个角度来看，抗衰老研究都是十分热门的领域。最近，分子生物物理学家 Maria Konovalenko 致信 Google 联合创始人 Sergey Brin，呼吁 Brin 资助衰老和长寿相关领域的研究。

在信中，Konovalenko 指出，打败或减缓衰老是对全人类最有意义的事情。衰老是一种可治愈的疾病，他认为"衰老是一个'自然过程'而不是一种疾病或疾病的诱发条件"是抗衰老治疗开发和测试的一个主要障碍。对抗衰老进行资助研究，如果找到合适的方法，将会拥有全世界最大的市场，因为在每个国家都有老龄化人群。

Konovalenko 从制作寿命长于同类的转基因动物、建立长寿基因疗法、寻找减缓衰老的药物、研究寿命显著不同的近缘物种、建立全球合作实验室等方面提出了抗衰老研究的设想和步骤。

让我们对此研究拭目以待吧。

4. 重组乙型肝炎疫苗

乙型肝炎疫苗是预防乙型肝炎的特效药物。人注射乙肝疫苗之后，即可预防乙型肝炎。过去生产乙肝疫苗，是以乙肝患者的血液为原料，从中提取疫苗，因此要大量生产乙肝疫苗是很难做到的。而且，这种用乙肝患者血液生产乙肝疫苗的方法还是有风险性的。现在使用的乙肝疫苗是用工程菌生产的。它采用的方法是把乙肝表面抗原基因进行克隆,把编码基因切割下来,与表达质粒重组,然后导入大肠杆菌或其他活细胞,使它生产抗原。用此法生产出来的乙肝抗原制成的乙肝疫苗既安全,又可大规模生产。

二、酶工程

酶工程是经过预先设计,利用酶的特异性催化功能,并通过工程化生产人类所需产品及提供有益服务的技术。

酶工程起源于酶的生产与应用技术的发展。据记载,我国在4000多年前就已经掌握了酿酒技术。在3000多年前的周朝,人们就会制造饴糖、食酱等食品。然而,人们从19世纪30年代才开始认识酶的存在和作用。1833年,Payen和PeMz从麦芽的水提物中用乙醇沉淀得到一种可使淀粉水解成可溶性糖的物质,称之为淀粉酶,并指出了它的热不稳定性,初步触及了酶的一些本质问题。1857年,PMteur等人对酵母的乙醇发酵进行了大量研究,指出酵母中存在一种使葡萄糖转化为乙醇的物质。1887年,Kuhne首先把这种物质称之为酶,这个词来自希腊文,其意思是“在酵母中”。1896年,巴克纳兄弟(Buchner)发现酵母的无细胞抽提液也能将糖发酵成乙醇。这就表明酶不仅存在于细胞内,而且在细胞外也可在一定条件下进行催化反应。其后,对酶的催化作用理论和酶的本质进行了广泛的研究。1894年,日本的高峰让吉从米曲霉中制备得到了高峰淀粉酶(α-淀粉酶),用它制作消化剂,开创了近代酶生产和应用的先例。酶工程作为一门重要的科学技术被广泛应用于工业生产,则是在20世纪才真正开始。1949年,采用微生物深层培养方法进行细菌α-淀粉酶的发酵生产揭开了现代酶制剂工业的序幕。目前,酶工程已经成为现代生物技术的重大工程之一,具有重要的地位。

酶工程的研究内容包括以下几个方面:酶制剂的分离、提纯、生产及新酶的开发,酶与细胞固定化,酶分子的改造与化学修饰,酶反应器的研究(包括反应检测),酶抑制剂、激活剂的开发及应用研究,模拟酶、合成酶及酶分子的人工设计、合成,非水相介质中酶的催化等方面。

早期的酶工程以酶制剂的分离、提纯及新酶开发、生产为主,称为“第一代酶工程”。而20世纪70年代发展起来的固定化酶具有许多优点:技术则被称为“第二代酶工程”,也是酶工程的核心内容。1969年,日本的一位科学家通过固定化氨基酰化酶,第一次将固定化酶技术成功地应用于工业生产。固定化酶具有许多优点可以多次使用,稳定性高;纯化简单,底物与产物容易分开;反应条件易控制;较水溶性酶更适合于多酶反应;辅因子的再生和固定化,使固定化酶与能量再生体系、氧化还原体系偶联,扩大了应用范围;增加了产物的收率,提高了产物质量。但它也存在酶活性低及成本高等缺点,而且用于固定化的酶要首先经过分离纯化。为了省去酶分离纯化的过程,又出现了固定化细胞的技术。酶和细胞固定化方法的分类如图7－2。

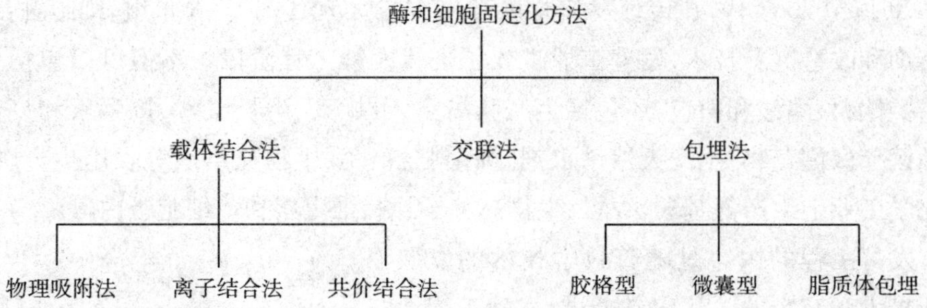

图7－2　酶和细胞固定化方法的分类

近年来,一系列新技术不断得到发展,为酶工程增加了新的内容,例如酶反应器的研究,抗体酶、人工酶、模拟酶的开发,酶的分子修饰及酶的非水相催化等,成为酶工程技术研究的前沿领域,正受到越来越多的关注。

三、发酵工程

发酵工程是生物技术的重要组成部分,它将微生物学、生物化学和化学工程学的基本原理有机地结合起来,是一门利用微生物的生长和代谢活动来生产各种有用物质的工程技术,又称微生物工程。发酵工程所利用的微生物主要有细菌、放线菌、酵母菌和真菌等。

发酵是微生物特有的作用,几千年前就已被人类认识并且用来制造酒、面包等食品。20 世纪 20 年代主要是以酒精发酵、甘油发酵和丙醇发酵等为主。1928 年,英国的 Fleming 在培养葡萄球菌的培养皿中,观察到污染的霉菌菌落周围出现透明的抑菌圈,从而导致世界上第一个 β－内酰胺抗生素——青霉素的发现,这种产生青霉素从而抑制葡萄球菌生长的霉菌被称为青霉菌。但是,这种霉菌产物的化学性质不稳定,难于提炼,加上当时磺胺类抗菌药物的兴起,因而在发现后的相当长一段时间内未能引起人们的足够重视。1940 年，Florey 和 Chain 等分别自青霉菌发酵液中提取得到青霉素结晶，并证明其能够控制严重的革兰阳性细菌感染而对机体没有毒性。由于恰逢第二次世界大战期间，战场上急需大量的抗感染药物，使得青霉素的大规模生产得以实现。发酵工程也就随着 40 年代抗生素大规模深层发酵工艺的建立而真正成为了一门科学技术。之后，随着对发酵过程有关理论研究的不断深入，生物反应器及传感器的改进以及自动控制技术的发展，才使得这一技术日臻完善，成为生物技术的一个重要组成部分。

20 世纪 70 年代，在传统发酵的基础上，结合了现代的 DNA 重组、细胞融合、分子修饰和改造等新技术，发酵工业进入了现代发酵工程阶段。不但可以包括生产酒精类饮料、醋酸和面包，还包括生产胰岛素、干扰素、生长激素、抗生素和疫苗等多种医疗保健药物，生产天然杀虫剂、细菌肥料和微生物除草剂等农用生产资料，在化学工业上生产氨基酸、香料、生物高分子、酶、维生素和单细胞蛋白等。

发酵工程的内容是随着科学技术的发展而不断扩大和充实的。从广义上讲，发酵工程由三部分组成：上游工程、发酵工程和下游工程。其中上游工程包括优良种株的选育，最适发酵条件（pH、温度、溶解氧和营养组成）的确定，营养物的准备等。发酵工程主要指在最适发酵条件下，发酵罐中大量培养细胞和生产代谢产物的工艺技术。下游工程指从发酵液中分离和纯化产品的技术。发酵工程的一般流程如图 7－3。

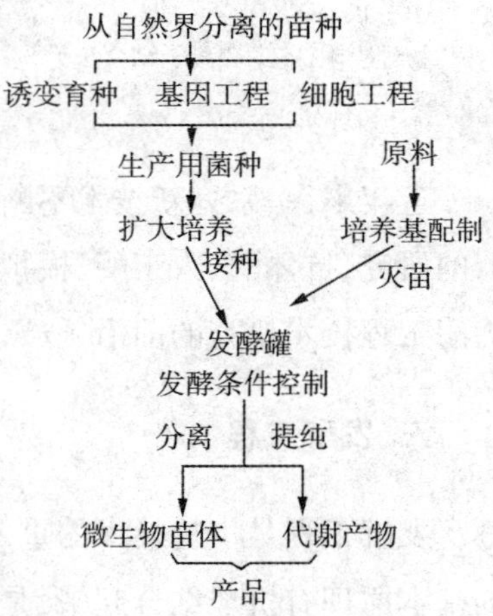

图 7－3　发酵工程工艺流程图

即发酵工程的步骤一般包括：第一步，菌种的选育；第二步，培养基的制备和灭菌；第三步，扩大培养和接种；第四步，发酵过程；第五步，分离提纯。

发酵工程的具体特点有：(1) 发酵过程以生物体的自动调节方式进行，数十个反应过程能够像单一反应一样，在发酵设备中一次完成；(2) 反应通常在常温常压下进行，条件温和，能耗少，设备较简单；(3) 原料通常以糖蜜、淀粉等糖类化合物为主，可以选用农副产品、工业废水或可再生资源（秸秆、木屑等），微生物本身能有选择地摄取所需物质；(4) 容易生产复杂的高分子化合物，能高度选择地在复杂化合物的特定部位进行氧化、还原、官能团引入等反应；(5) 发酵过程中需要防止杂菌污染,设备需要进行严格的冲洗、灭菌,空气需要过滤等。

由于发酵工程具有生产条件温和,原料来源丰富且价格低廉,产物专一,废弃物对环境的污染小或容易处理,并且不受气候、季节等自然条件限制的诸多优点,所以在医药工业、食品工业、环境保护等许多领域得到了广泛的应用。据不完全统计,微生物已经可以合成的化工原料多达数百种,它们包括溶剂、润滑剂、软化剂、萃化剂、胶粘剂、酸化剂、塑料、炸药、汽油添加剂、代用燃料、化妆品、阻冻剂、刹车油、柠檬、乙醇、乙烯、乙醛、丙酮、丁醇及丁二烯等。现代发酵工程的应用需要了解发酵产品在细胞内的代谢过程与机制,搞清楚培养基的成分、温度、搅拌、通气、pH、收获时间和批次等对微生物生长、发酵产物产量与质量的影响。研制和选用适合的发酵罐或生物反应器也十分重要。

四、细胞工程

一般认为,所谓的细胞工程就是应用细胞生物学和分子生物学的方法,以细胞为基本单位,在体外条件下进行培养、繁殖,或人为地使细胞某些生物学特性按人们的意愿发生改变,从而达到改良生物品种和创造新品种,加速繁育动、植物个体,或获得某种有用的物质的过程。所以细胞工程应包括动、植物细胞的体外培养技术、组织培养技术、细胞融合技术(也称细胞杂交技术)、细胞器移植技术、胚胎移植技术以及基因转移技术等方面,是从细胞结构的不同层次,也就是说从细胞整体水平、核质水平、染色体水平以及基因水平上来对细胞进行遗传操作的,最后一项水平上的遗传操作实质上已步入与基因工程重叠的范围。微生物的细胞融合技术,动、植物的组织培养技术也在细胞工程范围之内。细胞工程同时又是一门渗透工程学的生物学,因而是一门综合性的科学技术。

(一)细胞培养技术

细胞培养技术是细胞工程的基础技术。所谓细胞培养,就是将生物有机体的某一部分组织取出一小块进行培养,使之生长、分裂的技术。细胞培养又叫组织培养。近二十年来细胞生物学的一些重要理论研究的进展,例如细胞全能性的揭示、细胞周期及其调控、癌变机理与细胞衰老的研究、基因表达与调控等,都是与细胞培养技术分不开的。

体外细胞培养中,供给离开整体的动植物细胞所需营养的是培养基,培养基中除了含有丰富的营养物质外,一般还含有刺激细胞生长和发育的一些微量物质。

培养基一般有固态和液态两种,它必须经灭菌处理后才可使用。此外,温度、光照、振荡频率等也都是影响培养的重要条件。

植物细胞与组织培养的基本过程包括如下几个步骤:

第一步,从健康植株的特定部位或组织,如根、茎、叶、花、果实、花粉等,选择用于培养的起始材料(外植体)。

第二步,用一定的化学药剂(最常用的有次氯酸钠、升汞和酒精等)对外植体表面消毒,建立无菌培养体系。

第三步,形成愈伤组织和器官,由愈伤组织再分化出芽并可进一步诱导形成小植株。

目前,利用植物细胞工程生产的产品种类很多,如长春碱、地高辛、奎宁等。人参、紫草、竹草等的细胞培养也很成功。另外,一些单细胞低等生物如单细胞藻类的大规模培养成为细胞工程的重要组成部分。

动物细胞培养有两种方式:一种叫非贴壁培养:也就是细胞在培养过程中不贴壁,条件较为复杂,难度也大一些,但是容易同时获得大量的培养细胞。这种方法一般用于淋巴细胞、肿瘤细胞和一些转化细胞的培养。另一种培养方式是贴壁培养:也称为细胞贴壁,贴壁后的细胞呈单层生长,所以此法又叫单层细胞培养。大多数哺乳动物细胞的培养必须采用这种方法。

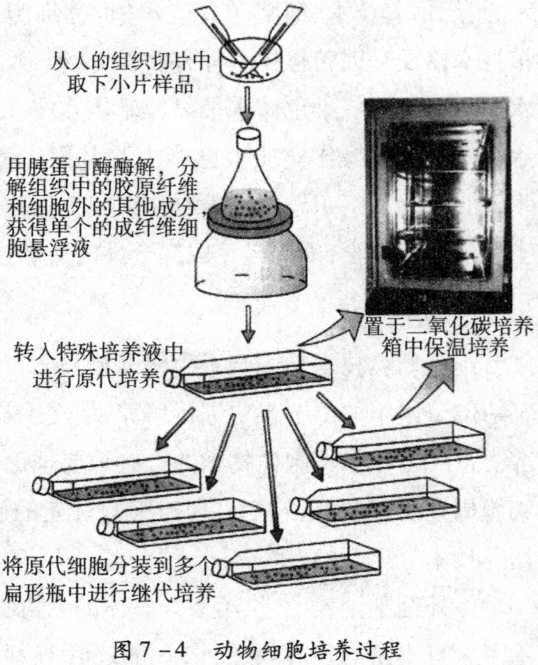

图7－4　动物细胞培养过程

动物细胞不能采用离体培养,以人的皮肤细胞培养为例,动物细胞培养的主要步骤如下(见图7－4):

第一步,在无菌条件下,从健康动物体内取出适量组织,剪切成小薄片。

第二步,加入适宜浓度的酶与辅助物质进行消化作用,使细胞分散。

第三步,将分散的细胞进行洗涤并纯化后,以适宜的浓度加在培养基中,37 ℃下培养,并适时进行传代。

利用动物细胞工程生产的药物有疫苗和生长因子等,如集落刺激因子、促红细胞生成素、抗血友病因子、组织纤溶酶原激活剂。

(二)细胞核移植技术

由于克隆是无性繁殖,可保证亲子代的遗传物质组成几乎完全相同,这样有利于保持原有品种的优良特性。哺乳动物克隆的方法主要有胚胎分割和细胞核移植两种。其中,细胞核移植是发展较晚但富有潜力的一门新技术。

细胞核移植技术属于细胞质工程。所谓细胞核移植技术,是指用机械的办法把一个被称为“供体细胞”的细胞核(含遗传物质)移入另一个除去了细胞核被称为“受体”的细胞中,然后使这一重组细胞进一步发育、分化。核移植的原理是基于动物细胞的细胞核的全能性。

采用细胞核移植技术克隆动物的设想,最初由一位德国胚胎学家在 1938 年提出。从 1952 年起,科学家们首先采用两栖类动物开展细胞核移植克隆实验,先后获得了蝌蚪和成体蛙。1963 年,我国童第周教授领导的科研组,以金鱼等为材料,研究了鱼类胚胎细胞核移植技术并获得成功。到 1995 年为止,在主要的哺乳动物中,胚胎细胞核移植都获得成功,但成体动物已分化细胞的核移植一直未能取得成功。1996 年,英国爱丁堡罗斯林研究所胚胎学家威尔穆特博士成功地利用细胞核移植的方法培养出一只克隆羊——多莉,这是世界上首次利用成年哺乳动物的体细胞进行细胞核移植而培养出的克隆动物。

在核移植中,并不是所有的细胞都可以作为核供体。作为供体的细胞有两种:一种是胚胎细胞,一种是某些体细胞。研究表明,卵细胞、卵母细胞和受精卵细胞都是合适的受体细胞。2000 年 6 月,我国西北农林科技大学利用成年山羊体细胞克隆出两只“克隆羊”,这表明我国科学家也掌握了哺乳动物体细胞核移植的尖端技术。核移植的研究不仅在探明动物细胞核的全能性、细胞核与细胞质关系等重要理论问题方面具有重要的科学价值,而且在畜牧业生产中有着非常重要的经济价值和应用前景。

(三)细胞融合技术

细胞融合技术属于细胞融合工程。细胞融合技术是一种新的获得杂交细胞以改变细胞性能的技术,它是指在离体条件下,利用融合诱导剂,把同种或不同物种的体细胞人为地融合，形成杂合细胞的过程。细胞融合术是细胞遗传学、细胞免疫学、病毒学、肿瘤学等研究的一种重要手段。

动物细胞融合的主要步骤是：

第一步，获取亲本细胞。将取样的组织用胰蛋白酶或机械方法分离细胞，分别进行贴壁培养或悬浮培养。

第二步，诱导融合。把两种亲本细胞置于同一培养液中，进行细胞融合。动物细胞的融合过程一般是：两个细胞紧密接触→细胞膜合并→细胞间出现通道或细胞桥→细胞桥数增加扩大通道面积→两细胞融合为一体。

植物细胞融合的一般过程是：制备亲本原生质体→诱导融合。

微生物细胞的融合步骤与植物细胞融合基本相同。

从20世纪70年代开始，已经有许多种细胞融合成功，如植物间、动物间、动植物间甚至人体细胞与动植物间的成功融合，比如"西红柿马铃薯"、"拟南芥油菜"和"蘑菇白菜"等。从目前的技术水平来看，人们还不能把许多远缘的细胞融合后培养成杂种个体，尤其是动物细胞难度更大。

（四）基因转移技术

应用物理、化学或生物学等技术和方法将外源目的基因（可以是基因的DNA片断或序列）转移到受体菌或者细胞内，并在细菌或细胞内实现转入基因的扩增和表达，称为基因转移技术。

该技术可以分为两类：第一类是将目的基因转导入体外培养的细胞或导入从体内取出的细胞，观察目的基因在细胞中的表达，这项技术称基因转染（gene transfection）技术。通常情况下，该技术转入的目的基因不与细胞染色体发生整合，而是在细胞质呈现暂时性表达，随时间推移而逐渐减弱或消失。为了使目的基因进入细胞后能与细胞基因组DNA发生整合、产生永久性的表达，需用病毒载体将目的基因导入细胞，并发生整合。

第二类是将已克隆的目的基因导入受精卵，并将导入基因后的受精卵植入子宫，发育成胚胎和个体，胚胎期和出生后均可观察目的基因在整体内的表达，此项技术称转基因技术，转基因技术所产生的动物称转基因动物。

近年来，利用转基因植物生产基因工程疫苗和利用转基因动物乳腺生产基因工程蛋白质的研究也取得重大进展。转基因植物生产疫苗的研究主要集中在烟草、马铃薯、番茄、香蕉等。而利用转基因动物乳腺生产基因工程蛋白质药物，因其成本低,故近年来不少研究者从事该领域的研究。到目前为止,通过在大型哺乳动物乳腺生物反应器中表达基因工程药物,人类已在不同动物的乳汁中生产出一些人类蛋白质药物,如抗凝血酶、纤维蛋白原等。

(五)单克隆抗体技术

单克隆技术是将产生抗体的单个B淋巴细胞同肿瘤细胞杂交,获得既能产生抗体,又能无限增殖的杂种细胞,并以此生产抗体的一种免疫学技术。

抗体作为疾病预防、诊断和治疗的制剂已有上百年的发展历史。早期制备抗体的方法是将某种天然抗原经各种途径免疫动物,成熟的B细胞克隆受到抗原刺激后,将抗体分泌到血清和体液中,得到的是多种单克隆抗体的混合物,因此称之为多克隆抗体。多克隆抗体是人类有目的地利用抗体的第一步。但用这种传统方法制备抗体效率低、产量有限,且动物抗体注入人体可产生严重的过敏反应。此外,要把这些不同的抗体分开也极困难。

1975年,Kohler和Milstein成功地将经过绵羊红细胞免疫过的小鼠脾脏细胞与体外培养的小鼠骨髓细胞融合在一起,使产生抗体的B淋巴细胞能在体外长期存活,并通过克隆化技术,建立了单克隆的杂交瘤细胞株。该细胞株可以持续分泌均质纯净的高特异性抗体,即单克隆抗体。杂交瘤技术的诞生被认为是抗体工程发展的第一次质的飞跃,也是现代生物技术发展的一个里程碑。由于他们的杰出贡献,他们于1984年获得了诺贝尔生理学或医学奖。

目前,单克隆抗体技术在免疫学研究、医学临床诊断与治疗及生物大分子分离纯化中都有广泛的应用。在治疗方面,抗体药物应用各种疾病治疗,特别是肿瘤治疗的前景备受多注。当前,抗体药物的研究与开发已成为生物技术药物领域研究的热点。

(六)组织工程

组织工程一词最早是在1987年美国科学基金会在华盛顿举办的生物工程小组会上提出,1988年正式将其定义为:应用生命科学与工程学的原理与技术,在正确认识哺乳动物的正常及病理两种状态下的组织结构与功能关系的基础上,研究、开发用于修复、维护、促进人体各种组织或器官损伤后的功能和形态的生物替代物的一门新兴学科。

组织工程研究最基本的思路是在体外分离培养,获得功能细胞(多为具有分化能力的干细胞),通过工程化设计,在模拟机体结构的支架上体外培养,构建工程化组织或器官,植入人体以替代组织器官。在组织工程学研究兴起的20多年时间里,由于广大科学工作者的艰苦努力,已取得了十分可喜的成绩。科学家已首次用胚胎干细胞培育出人类心脏组织,并可以正常跳动。但该项技术目前还处于实验室阶段,有待进一步的研究。

五、蛋白质工程

随着20世纪80年代结构生物学、定点突变技术及计算机科学、生物信息学的高速发展,人们应用基因工程技术在基因水平上修饰、改造天然的蛋白质分子,从而获得性质更优的蛋白质。1982年Winter等首次报道通过基因定位诱变技术得到改良的酪氨酸tRNA合成酶。1983年,在基因工程诞生10周年之际,著名科学家Kevin M. Ulmer在Science发表了论文"Protein Engineering",该文的发表标志着蛋白质工程的诞生。

蛋白质工程是指在深入了解蛋白质空间结构以及结构与功能的关系,并在掌握基因操作技术的基础上,用人工合成生产自然界原来没有的、具有新的结构与功能的、对人类生活有用的蛋白质分子。由于蛋白质工程是在基因工程的基础上发展起来的,在技术方面有很多同基因工程技术相似的地方,因此蛋白质工程也被称为第二代基因工程。

蛋白质工程的类型主要有两种:

一是从头设计,即完全按照人的意志设计合成蛋白质。从头设计是蛋白质工程中最有意义也是最困难的操作类型,目前技术尚不成熟,已经合成的蛋白质只是一些很小的短肽。

二是定位突变与局部修饰,即在已有的蛋白质基础上,只进行局部的修饰。这种通过造成一个或几个碱基定位突变,以达到修饰蛋白质分子结构目的的技术,称为基因定位突变技术。其主要步骤通常包括:(1)分离纯化目的蛋白;(2)测定其氨基酸序列;(3)借助X射线晶体衍射或结构预测等手段,尽可能地了解蛋白质的二维和三维结构;(4)设计各种处理条件,了解蛋白质的结构与功能的关系;(5)设计编码该蛋白质的基因改造方案,如点突变;(6)分离、纯化新蛋白质,功能检测后投入实际使用。目前,蛋白质分子设计主要采用这种策略,并且获得了很多成功的实验结果。例如,科学家通过在蛋白质分子中导入二硫键,提高了T_4溶菌酶的热稳定性。具体做法是用点突变的方法将溶菌酶第3位的Ile变成Cys,使之与97位上的Cys之间形成二硫键。

蛋白质工程汇集了当代分子生物学等学科的一些前沿领域的最新成就,例如,科学家通过对胰岛素的改造,已使其成为速效型药品。它把核酸与蛋白质结合、蛋白质空间结构与生物功能结合起来研究。蛋白质工程将蛋白质与酶的研究推进到崭新的时代,为蛋白质和酶在工业、农业和医药方面的应用开拓了诱人的前景。蛋白质工程开创了按照人类意愿改造、创造符合人类需要的蛋白质的新时期。

六、疫苗技术

疫苗是一种特殊的药物,作为免疫学和生物技术共同发展的产物,它为人类抵抗众多传染疾病的威胁做出了巨大的贡献。现在,我们将一切通过注射或黏膜途径接种,可以诱导机体产生针对特定病原体的特异性抗体或细胞免疫,从而使机体获得保护或消灭该病原体能力的生物制品统称为疫苗。

疫苗的发现可谓是人类发展史上一件具有里程碑意义的事件。因为从某种意义上来说,人类繁衍生息的历史就是人类不断同疾病和自然灾害斗争的历史,控制传染性疾病最主要的手段就是预防,而接种疫苗被认为是最行之有效的措施。而事实证明也是如此,威胁人类几百年的天花病毒在牛痘疫苗出现后便被彻底消灭了,迎来了人类用疫苗迎战病毒的第一个胜利,也更加坚信疫苗对控制和消灭传染性疾病的作用。此后200年间疫苗家族不断扩大发展,目前用于人类疾病防治的疫苗有20多种,根据技术特点分为传统疫苗和新型疫苗。传统疫苗主要包括减毒疫苗和灭活疫苗,新型疫苗分为基因工程疫苗和核酸疫苗。

传统疫苗,不论是灭活疫苗还是减毒疫苗,在生产过程中必须大量培养病原体,尽管现代的生产技术和管理已达到相当高的水平,人们还是担心病原体的泄漏和对环境的污染,从而引起疾病的发生和传播。另外,发现许多病原体不能通过培养的方法制备成疫苗;还有的免疫效果差或不良反应大,均不适合制备成传统疫苗。

利用基因工程将病原体的某个抗原基因或某几个抗原基因转入适当的宿主进行表达,获得的表达产物作为免疫原使用,这称为基因工程疫苗。比如,使用基因工程乙肝疫苗代替血源疫苗可以避免血源疫苗的潜在危险。基因工程疫苗包括了基因亚单位疫苗、基因工程载体疫苗、基因缺失活疫苗、合成肽疫苗和抗独特型抗体疫苗等。

核酸疫苗包括 DNA 疫苗和 RNA 疫苗，是近年来备受人们关注的新型疫苗。它是由编码能够引起保护性免疫反应的病原体抗原的基因片段和载体构建而成，然后直接导入人体进行表达，产生抗原，引起免疫反应。与其他疫苗相比，它具有免疫应答全面、诱导长期或终身免疫、生产迅速简便、成本低、易于保存和运输等优点，但对其安全性和长效性还在观察中。

作为医药发展的六大重点之一，生物疫苗领域将成为受人瞩目的行业之一。并将向着联合疫苗、治疗性疫苗、转基因植物生产基因工程疫苗、蛋白质工程疫苗、逆向疫苗技术等方向发展，艾滋病等严重威胁人类健康的传染性疾病的疫苗的研究也将是大家关注的焦点。

你知道吗

传统疫苗是用病菌、病毒或它们产生的毒素制成的，尽管经过杀灭和减毒处理，但仍有一定毒性。另外在生产过程中，会引入杂质，其中有的属于异体蛋白质，异体蛋白质会引起过敏反应，轻则出现皮疹，重则发生休克。并且，这种过敏反应的发生是随着注射次数的增加而增多的。因为人体接触异性蛋白质的次数越多，越处在敏感状态，更容易发生过敏反应。为避免发生不必要的过敏反应，在不影响免疫力的情况下，应尽量减少接种次数和注射数量。通常情况下，一人一次最多打两针疫苗，而且应当打在不同的胳膊上。同一天在同一只胳膊上打两针以上是不允许的。

（李淑敏）

第八章　药事管理学

学习目标

掌握：

1. 药事管理、药品、新药、精神药品、麻醉药品和药品注册等的概念；
2. 药品的特殊性；
3. 药事管理发展概况；
4. 药品监督与管理的主要内容。

熟悉：

1. 药品研发管理的主要目的和任务；
2. 药品研发管理的内容；
3. 药物的临床研究管理内容和注意事项；
4. 药品生产管理、经营管理和使用管理的目的和任务；
5. 开办药品生产、经营企业的条件。

第一节　药事和药事管理的定义

一、药事

在我国古代就已使用“药事”一词。据《册府元龟》记载：“北齐门下省尚药局，有典御药二人，侍御药二人，尚药监四人，总御药之事。”反映出当时的药事指与皇帝用药的有关事项。以后在我国和日本的书中常使用此词语，但含义随社会的发展而不断变化并有所不同。1948 年日本颁布《药事法》，对“药事”的定义是：“与医药品、用具及化妆品的制造、调剂、流通、授予等有关的事项。”

根据我国《药品管理法》的适用范围、管理对象和内容的规定，以及《关于卫生改革与发展的决定》的规定，本书对“药事”的定义是：“药事是指与药品的研制、生产、流通、使用、价格及广告等活动有关的事项。”

二、药事管理

狭义的药事管理是指国家对药品及药事的监督管理，以保证药品质量，保障人体用药安全，维护人民身体健康和用药的合法权益。狭义的药事管理又称药政管理。对应的英文是 drug administration，或 pharmaceutical affair administration。

广义的药事管理泛指国家对药品监督管理及药事机构自身的经营管理以及药学服务的管理，对应的英文是 pharmacy administration。药事管理学科研究的是广义的药事管理，本节讨论的是以我国药品管理法为核心，涉及广义药事管理有关部分的内容。

三、药品的特殊性

与其他的一般产品相比，药品具有如下突出的特点：

（一）专属性强

一般产品通常具有专属性，但相比之下，药品具有更强的专属性，仅适用于符合功能主治范畴的人群或病症，也即必须严格地对症用药。

（二）时效性强

时效性指及时、有效。人们对商品的需求通常都有时效性要求，即在一定时限内能够用到并达到预期的效果。与一般商品相比，人们对药品的时效性要求非常强。用于救治急重症病患的药品尤为如此。即使用于一般病症治疗的药品，如果不能及时用到并发挥应有的功效，也会导致小病变大病、轻病变重病。因此，只能“药等病”，不能“病等药”。

（三）选择代理性

一般商品的选择权通常都为出资方或购买方所拥有，但药品尤其是处方药的选择权却通常与购买方或出资方相分离。因为出资方或购买方通常不具备正确选择药品所需的专业知识，因此，只能将选择权委托给医生，由医生代理选择。

（四）作用两重性

药品一方面可防病治病，另一方面也有不可避免的不良反应，且这种作用可能影响长远、涉及后代,并难以在短时间内做出全面评判。因此,药品具有突出的“作用两重性”特点,而“是药三分毒”就是对该特点很好的诠释。

你知道吗

《中华人民共和国药品管理法》规定:禁止生产(包括配制,下同)、销售假药、劣药。

有下列情形之一的,为假药:①药品所含成分与国家药品标准规定的成分不符的;②以非药品冒充药品或者以他种药品冒充此种药品的。有下列情形之一的药品,按假药论处:①国务院药品监督管理部门规定禁止使用的;②依照本法必须批准而未经批准生产、进口,或者依照本法必须检验而未经检验即销售的;③变质的;④被污染的;⑤使用依照本法必须取得批准文号而未取得批准文号的原料药生产的;⑥所标明的适应症或者功能主治超出规定范围的。

药品成分的含量不符合国家药品标准的,为劣药。有下列情形之一的药品,按劣药论处:①未标明有效期或者更改有效期的;②不注明或者更改生产批号的;③超过有效期的;④直接接触药品的包装材料和容器未经批准的;⑤擅自添加着色剂、防腐剂、香料、矫味剂及辅料的;⑥其他不符合药品标准规定的。

(五)兼备作用于人体非健康态及作用最为内在和直接的双重特性

安全性、有效性并非药品的特殊性。事实已经证明,载人航天器、高铁、动车、燃气热水器、奶粉等诸多产品的安全性、有效性都非常重要,不容忽视。但是,为什么与其他产品相比,世界各国对药品的安全性、有效性和质量都倍加关注和重视呢?原因在于药品通常作用于人体的非健康状态,且作用方式又最为内在和直接,这构成了药品的一大特点。正是该特点,决定了药品的安全性、有效性及质量的至关重要性。

第二节　药事管理的发展

药事管理是社会管理的一个分支。由于药品与人们的生命健康息息相关,从古到今药事管理一直受到重视。药事管理的范畴和方法措施随着社会的发展而发展,并与各国的政体、国情有密切关系。纵观历史发展,药事管理的发展大体经历了以下阶段:

一、古代社会巫医分离后的医药管理

在古代远、近东国家中，巫医分离，医药知识技术及国家对医药卫生的管理早在欧洲文化发展之前便产生了。例如，公元前18世纪，古巴比伦汉谟拉比王朝用楔形文颁布的法令中，就有两条惩罚医药使人致死致残的条文。公元前11世纪，中国西周王朝建立了六官体制，属天官管的医师为“众医之长，……掌众医之政令，聚毒药以供医事。”中国是建立古代医药管理制度最早的国家之一，并不断充实完善持续了两三千年，影响大并很具代表性。

古代社会医药管理的特点主要有：第一，国家医药管理的目的，最先是保证王公贵族药品供应与用药安全，逐渐扩展为巩固帝王统治，保障战争和防治瘟疫流行的药品供应。第二，管理体制医药合一。第三，以集中的行政管理为主，但已有惩罚误用药于王公贵族，或用假药使人致死等刑律，以及发挥了药品标准作用的医药书籍，用以管理药品质量。

二、医药分业后药事管理从医药管理中分离出来

公元5～11世纪，许多古帝国逐渐衰落，欧洲封建国家先后兴起。13世纪，欧洲西西里王国的腓特烈二世颁布的一系列卫生法令的规定，使药事管理开始从医药管理中分离出来。

公元13～18世纪，是药事管理兴起发展的时期，主要表现在：第一，开始了药事管理立法活动。1407年热地亚那市颁布的《药师法》，反映了最早的药师职业法定标准。1683年布鲁日市颁布法律，禁止医生为自己的病人配药，推动医药分业的发展。第二，由政府认可或组织编撰药典，并颁布为国家法定药品标准。1546年德国出现了西方国家公认的第一部药典之后，制定颁布国家药典逐渐成为药事管理的重要职能。第三，药房业务日益发展，逐渐成为药物研制、配方销售以及早期药学教育的重要场所，成为药事管理的重点对象。第四，出现由药师、药商组成的行业协会，开展行业管理活动。1617年，成立伦敦药师协会（英国皇家药学会前身），标志欧洲药学职业的建立，及药事管理范畴的扩展。

三、现代药事管理的发展

19世纪以来，药品及药学的飞速发展，逐渐形成令人瞩目的药学事业。世界

大多数国家先后制定颁布了药品及药事管理法律和行政措施，建立健全药事管理机构和制度。20 世纪 60 年代后，出现了大规模的药品及药事管理立法，世界大多数国家都制定和完善了有关药品和药事法律、法规，形成了药事法律体系。而且有了国际药典、麻醉药品精神药品管理公约；有了世界卫生组织、联合国麻醉药品委员会、管制局，国际药学会等组织。药事管理呈现法制化、科学化、国际化的发展趋势。药事管理的内容亦从侧重于医药商业管理，发展为从药品研制到使用的全过程管理，包括：研发、生产、流通、使用、价格、广告等方面的管理。

第三节　我国药事管理组织机构

为了保证药事管理工作高效有序地运行，必须建立相应的药事管理组织。目前，我国与“药事”相关的管理机构主要有国家食品药品监督管理局、国家中医药管理局、国家发展和改革委员会（简称发改委）、国家人力资源和社会保障部、卫生部等部委、机构。其中，国家中医药管理局隶属于卫生部。国家食品药品监督管理局负责全国的药品监督管理工作；国家中医药管理局负责中医的管理工作；国家发改委负责制定和调整实行政府定价、政府指导价的药品价格；国家人力资源和社会保障部负责医疗保险报销药品的遴选、报销等工作；卫生部负责药品的合理使用及基本药物的遴选等工作。

《中华人民共和国药品管理法》规定：国务院药品监督管理部门主管全国药品监督管理工作。国务院有关部门在各自的职责范围内负责与药品有关的监督管理工作；省、自治区、直辖市人民政府药品监督管理部门负责所辖行政区域内的药品监督管理工作。省、自治区、直辖市人民政府有关部门在各自的职责范围内负责与药品有关的监督管理工作；国务院药品监督管理部门应当配合国务院经济综合主管部门，执行国家规定的药品行业发展规划和产业政策。药品监督管理部门设置或者确定的药品检验机构，承担依法实施药品审批和药品质量监督检查所需的药品检验工作。

一、药品行政监督机构及职能

（一）国家食品药品监督管理局的主要职能

（1）制定修订药品管理法规；

(2)颁布法定药品标准；

(3)注册新药、已有国家标准药品、进口药品、中药保护品种；

(4)监督管理医疗器械；

(5)拟定修订 GMP、GSP、GLP、GCP；

(6)监督检查药品质量、发布质量公告；

(7)监督麻醉药品、精神药品、毒性药品、放射性药品等特殊管理药品。

(二)省级药品监督管理局的职能

(1)辖区内执行药品管理法律、法规及规章；

(2)核发《药品生产许可证》、《药品经营许可证》(批发企业)、《医疗机构制剂许可证》；

(3)新药受理和初审；

(4)辖区内医药企业监督管理；

(5)辖区内药事组织的人员培训。

二、药品监督管理技术机构

(一)中国食品药品检定研究所

主要负责全国药品、生物制品、进口药品的质量检验。

(二)省级药品检验所

主要负责辖区内药品生产、经营、使用单位的药品检验。

(三)国家药典委员会

负责国家药品标准的管理，组织制定国家药品标准。

(四)国家食品药品监督管理局药品评审中心

主要负责对化学药品、生物制品、体外诊断试剂、中药新药申请，以及进口药品和仿制药品申请进行审批。

(五)国家食品药品监督管理局药品评价中心

主要负责药品上市后的再评价和不良反应监测等技术工作。

(六)国家食品药品监督管理局认证管理中心

主要负责对 GLP、GCP、GMP、GSP、GAP 进行认证。

(七)国家食品药品监督管理局执业药师资格认证中心

主要负责执业药师资格的认证、执业药师注册管理、执业药师继续教育管理工作。

除了上述由官方设立的药事组织外,还有由民间以技术为纽带的药学学术性群众团体,主要有学会和协会两类。学会有中国药学会及下设的专业委员会。专业委员会有:中药和天然药物化学、药物化学、药物分析学、药剂学、生化药物学、抗生素、药学史、药事管理学、制药工程、医院药学等专业委员会。药学协会主要有中国医药企业管理协会、中国大众药物协会、中国医药商业协会、中国高等药学院(系)协会等。

值得注意,药品监督管理并不完全等同于药品管理。在中国的理论与实践中,却常常将两者等同。

第四节 我国药事管理主要内容

药事管理的内容非常广泛,其手段和方法也应该是综合和多方面的。鉴于药品特殊性的客观要求,与一般产品相比,世界各国都对药品采取了更多的法律手段进行管理。因此,本节主要概述我国现行的药事管理相关法规内容。

一、药品研发管理

药品研发的主要目的是研究开发新药,《中华人民共和国药品管理学实施条例》对新药作了如下定义:“新药,是指未曾在中国境内上市销售的药品。”已上市药品改变剂型、改变给药途径的,按照新药管理。

药品研发管理的目标在于促进安全、有效、经济、适当的药物不断上市,满足用药需求。在新药研发中为了保证药品的安全性、有效性和质量可控性,国家制定了一系列的管理规范,并由国家药品监督管理部门监督实施。在新药研发阶段有两个重要的管理规范,一个是《药物非临床研究质量管理规范》(GLP),一个是《药物临床试验质量管理规范》(GCP)。

(一)药物临床前研究管理

药物临床前研究,包括药物的合成工艺、提取方法、理化性质及纯度、剂型选择、处方筛选、制备工艺、检验方法、质量指标、稳定性、药理、毒理、动物药代动力学等。中药制剂还包括原药材的来源、加工及炮制等;生物制品还包括菌毒种、细胞株、生物组织起始材料的质量标准、保存条件、遗传稳定性及免疫学的研究等。药品临床前研究应当执行有关管理规定,其中安全性评价研究必须执行《药物非临床研究质量管理规范》(GLP)。从事药物研究开发的机构必须具有与实验研究相适应的人员、设备、场地、仪器和管理制度。所用试验动物、试剂和原材料应当符合国家有关规定和要求,并应保证所有试验数据和资料的真实性。

(二)药物的临床试验管理

药物的临床试验包括临床试验和生物等效性试验,药物临床研究必须通过国家药品监督管理部门批准后实施,必须执行《药物临床试验质量管理规范》(GCP)。

临床试验分Ⅰ、Ⅱ、Ⅲ期临床试验,有些情况可仅进行Ⅱ和Ⅲ期,或者Ⅲ期临床试验。不同阶段的临床试验有不同的目的及不同的规定和要求。

此外,国家对新药的申报、审批等都有详细的法律规定。国家药品监督管理部门对符合一定条件的新药申请实行快速审批。

二、药品生产管理

药品生产管理的目的和任务是保证药品生产企业按照国家规定的生产条件和药品质量标准生产合格药品,并在此过程中优化配置资源,以最小的投入获得尽可能大的产出,提高经济效益和社会效益。国家对药品生产的管理主要体现在对药品生产企业的开办条件和药品生产过程的要求。

(一)药品生产企业的开办条件

(1)具有依法经过资格认定的药学技术人员、工程技术人员及相应的技术工人。

(2)具有与其药品生产相适应的厂房、设施和卫生环境。

(3)具有能对生产药品进行质量管理和质量检验的机构、人员以及必要的仪器设备。

(4)具有保证药品质量的规章制定。

(二)开办药品生产企业的审批程序

开办药品生产企业,须经企业所在地省、自治区、直辖市人民政府药品监督管理部门批准并发给《药品生产许可证》,凭《药品生产许可证》到工商行政管理部门办理登记注册。无《药品生产许可证》,不得生产药品。《药品生产许可证》应当标明有效期和生产范围,到期重新审核发证。

（三）药品生产质量管理要求

药品是特殊商品,直接地关系到人的生命和健康,客观上要求必须100%合格;但同时,药品的质量检验又具有破坏性,客观上无法实现100%检验。解决上述对药品的矛盾需求的有效途径与方法是药品生产企业在药品生产的全过程中必须按照《药品生产质量管理规范》(GMP)组织生产。

GMP是美国于20世纪60年代在全球率先颁布和实施。GMP的主导思想是:药品生产要控制生产全过程中所有影响药品质量的因素,先保证制造出符合质量要求、不混杂、无污染、均匀一致的产品,再经取样分析合格,这批药品才真正合格。为此,世界各国的GMP都是围绕药品质量这个中心,对药品生产全过程所涉及的人员、厂房建筑、设备、原辅料、生产操作、环境要求等各个方面进行明确而详细的规定和要求。此外,GMP不是一成不变,而是动态的,是随着社会的进步、科技的发展以及人们认识水平和管理水平的不断提高而不断发展、变化。

《中华人民共和国药品管理法》规定:药品生产企业必须按照国务院药品监督管理部门依据本法制定的《药品生产质量管理规范》组织生产。药品监督管理部门按照规定对药品生产企业是否符合《药品生产质量管理规范》的要求进行认证;认证合格,发给认证证书。

《药品生产质量管理规范》的具体实施办法、实施步骤由国务院药品监督管理部门规定。

三、药品经营管理

药品经营管理的目的和任务是保障药品经营企业的经营条件,保障药品在经营过程中的质量,获得更大的经济效益和社会效益。药品经营管理的内容,一是药品经营企业对药品经营的管理,主要包括:药品经营策略的制定、营销场所等条件的建设与管理、规划市场营销方案、市场营销组织、执行与控制;二是国家对药品经营的管理,包括:开办药品经营企业的条件、药品经营企业的审批程序、药品购销及库存等方面的管理规定。

（一）开办药品经营企业的条件

（1）具有依法经过资格认定的药学技术人员。

（2）具有与所药品经营相适应的营业场所、设备、仓储设施和卫生环境。

（3）具有与所经营药品相适应的质量管理机构或者人员。

（4）具有保证所经营药品质量的规章制定。

（二）开办药品经营企业的审批程序

开办药品批发企业，须经企业所在地省、自治区、直辖市人民政府药品监督管理部门批准并发给《药品经营许可证》；开办药品零售企业，须经企业所在地县级以上地方药品监督管理部门批准并发给《药品经营许可证》，凭《药品经营许可证》到工商行政管理部门办理登记注册。无《药品经营许可证》的不得经营药品。《药品经营许可证》应当标明有效期和经营范围，到期重新审核发证。

（三）药品经营质量管理要求

经营环节是连接药品研发、生产环节与药品使用环节的桥梁，为保证药品在经营环节继续保持质量、符合质量要求，《中华人民共和国药品管理法》规定：药品经营企业必须按照国务院药品监督管理部门依据本法制定的《药品经营质量管理规范》经营药品。药品监督管理部门按照规定对药品经营企业是否符合《药品经营质量管理规范》的要求进行认证；认证合格，发给认证证书。《药品经营质量管理规范》的具体实施办法、实施步骤由国务院药品监督管理部门规定。

四、药品使用管理

药品使用是药品研发、生产、销售、使用链条中的最后一个环节，也是药品与人相互作用，发挥药品作用的关键环节。药品使用管理的目的和任务是保证患者用药的及时性、安全性、合理性和经济性，淘汰不良药品。

药品使用管理的内容很多，下面仅介绍《中华人民共和国药品管理学》有关“医疗机构的药剂管理”的部分内容。

（一）人员要求

医疗机构必须配备依法经过资格认定的药学技术人员。非药学技术人员不得直接从事药剂技术工作。

（二）审批程序

医疗结构配制药剂，须经所在地省、自治区、直辖市人民政府卫生行政部门审核同意，由省、自治区、直辖市人民政府药品监督管理部门批准，发给《医疗结构制剂许可证》。无《医疗结构制剂许可证》，不得配制制剂。《医疗结构制剂许可证》应当标明有效期，到期重新审核发证。

（三）配制制剂及药品管理

（1）医疗结构配制制剂，必须具有能够保证制剂质量的设施、管理制度、检验仪器和卫生条件。

（2）医疗机构配制的制剂，应当是本单位临床需要而市场上没有供应的品种，并经所在地省、自治区、直辖市人民政府药品监督管理部门批准后方可配制。配制的制剂必须按照规定进行质量检验；合格的，凭医生处方在本医疗机构使用。在特殊情况下，经国务院或者省、自治区、直辖市人民政府的药品监督管理部门批准，医疗结构配制的制剂可以在指定的医疗结构之间调剂使用。医疗机构配制的制剂，不得在市场销售。

（3）医疗机构购进药品，必须建立并执行进货检查验收制度，验明药品合格证明和其他标识；不符合规定要求的，不得购进和使用。

（4）医疗机构的药剂人员调配处方，必须经过核对，对处方所列药品不得擅自更改或者代用。对有配伍禁忌或者超剂量的处方，应当拒绝调配；必要时，经处方医师更改或者重新签字，方可调配。

（5）医疗机构必须制定和执行药品保管制度，采取必要的冷藏、防冻、防潮、防虫、防鼠等措施，保证药品质量。

五、药品的监督管理

除了对药品研发、生产、经营、使用过程管理之外，国家还对以下方面进行监督管理：

（一）处方药与非处方药的管理

国家对药品实行处方药与非处方药分类管理制度。处方药是指“凭执业医师和执业助理医师处方方可购买、调配和使用的药品。”非处方药是指“由国务院药品监督管理部门公布的，不需要凭执业医师和执业助理医师处方，消费者可以自行判断、购买和使用的药品”。国家根据非处方的安全性,将非处方药分为甲类非处方药和乙类非处方药。

实行药品分类管理的目的在于使处方药的使用更加安全,使非处方药的使用更加方便。

经营处方药、甲类非处方药的药品零售企业,应当配备执业药师或者其他依法经资格认定的药学技术人员。经营乙类非处方药的药品零售企业,应当配备经该区的市级药品监督管理机构或者省、自治区、直辖市人民政府药品监督管理部门直接设置的县级药品监督管理机构组织考核合格的业务人员。

你知道吗

在药品的包装上有“OTC”标志的为非处方药。非处方药有两种,而且可以从包装标识加以区分,如下图中若为红底的为甲类非处方药,若为绿底的为乙类非处方药。甲类非处方药须在药店由执业药师指导下购买使用;乙类非处方药除在药店出售外,还可在由食品药品监督管理部门批准的超市、宾馆、百货商店等处销售。

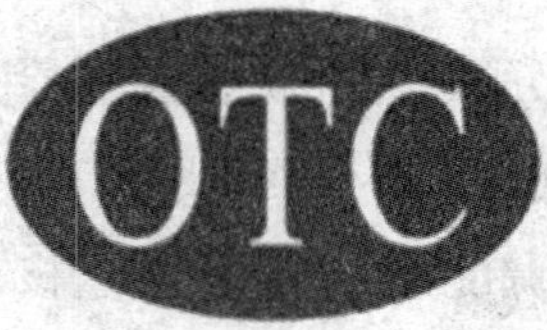

(二)特殊药品管理

国家对麻醉药品、精神药品、医疗用毒性药品、放射性药品实行特殊管理。因此,这四类药品被称为特殊管理的药品。

麻醉药品是指具有依赖性潜力的药品,滥用或不合理使用易产生身体依赖性和精神依赖性,如阿片类、可卡因等。

精神药品系指直接作用于中枢神经系统,使之兴奋或抑制,具有依赖性潜力,滥用或不合理使用能产生药物依赖性的药品。依据精神药品依赖性潜力和危害人体健康的程度,分为第一类和第二类管理。各类精神药品的品种由国家药品监督管理部门确定并公布。如:咖啡因,盐酸曲马多等。

医疗用毒性药品系指毒性剧烈、治疗剂量与中毒剂量相近,使用不当会致人中毒或死亡的药品。如:砒霜、阿托品等。

放射性药品是指用于临床诊断或者治疗的放射性核素制剂或者其标记药物，包括裂变制品、推照制品、加速器制品、放射性同位素发生器及其配套药盒、放射免疫分析药盒等。如:32 磷、52 铬等。

特殊管理药品虽然具有医疗价值,但具有特殊的药理、生理作用,管理和使用不当容易严重危害患者及公众的健康。因此,特殊管理药品是管理最严格的处方药。

(三)进口药品的管理

《中华人民共和国药品管理法》作了如下规定:

(1)禁止进口疗效不确、不良反应大或者其他原因危害人体健康的药品。

(2)药品进口,须经国务院药品监督管理部门组织审查,经审查确认符合质量标准、安全有效的,方可批准进口,并发给进口药品注册证书。

医疗单位临床急需或者个人自用进口的少量药品,按照国家有关规定办理进口手续。

(3)药品必须从允许药品进口的口岸进口,并由进口药品的企业向口岸所在地药品监督管理部门登记备案。海关凭药品监督管理部门出具的《进口药品通关单》放行。无《进口药品通关单》的,海关不得放行。

口岸所在地药品监督管理部门应当通知药品检验机构按照国务院药品监督管理部门的规定对进口药品进行抽查检验。

允许药品进口的口岸由国务院药品监督管理部门会同海关总署提出,报国务院批准。

(4)国务院药品监督管理部门对下列药品在销售前或者进口时,指定药品检验机构进行检验;检验不合格的,不得销售或者进口。包括:国务院药品监督管理部门规定的生物制品;首次在中国销售的药品;国务院规定的其他药品。

(5)国务院药品监督管理部门对已经批准生产或者进口的药品,应当组织调查;对疗效不确、不良反应大或者其他原因危害人体健康的药品,应当撤销批准文号或者进口药品注册证书。

已被撤销批准文号或者进口药品注册证书的药品,不得生产或者进口、销售和使用;已经生产或者进口的,由当地药品监督管理部门监督销毁或者处理。

(四)药品价格管理

《中华人民共和国药品管理法》对药品价格管理作了如下规定:

(1)依法实行政府定价、政府指导价的药品,政府价格主管部门应当依照《中华人民共和国价格法》规定的定价原则,依据社会平均成本、市场供求状况和社会承受能力合理制定和调整价格,做到质价相符,消除虚高价格,保护用药者的正当利益。

药品的生产企业、经营企业和医疗机构必须执行政府定价、政府指导价,不得以任何形式擅自提高价格。

药品生产企业应当依法向政府价格主管部门如实提供药品的生产经营成本,不得拒报、虚报、瞒报。

(2)依法实行市场调节价的药品,药品的生产企业、经营企业和医疗机构应当按照公平、合理和诚实信用、质价相符的原则制定价格,为用药者提供价格合理的药品。

药品的生产企业、经营企业和医疗机构应当遵守国务院价格主管部门关于药价管理的规定,制定和标明药品零售价格,禁止暴利和损害用药者利益的价格欺诈行为。

(3)药品的生产企业、经营企业、医疗机构应当依法向政府价格主管部门提供其药品的实际购销价格和购销数量等资料。

(4)医疗机构应当向患者提供所用药品的价格清单;医疗保险定点医疗机构还应当按照规定的办法如实公布其常用药品的价格,加强合理用药的管理。具体办法由国务院卫生行政部门规定。

(5)禁止药品的生产企业、经营企业和医疗机构在药品购销中账外暗中给予、收受回扣或者其他利益。禁止药品的生产企业、经营企业或者其代理人以任何名义给予使用其药品的医疗机构的负责人、药品采购人员、医师等有关人员以财物或者其他利益。禁止医疗机构的负责人、药品采购人员、医师等有关人员以任何名义收受药品的生产企业、经营企业或者其代理人给予的财物或者其他利益。

(五)药品的广告管理

《中华人民共和国药品管理法》对药品的广告管理作了如下规定:

(1)药品广告须经企业所在地省、自治区、直辖市人民政府药品监督管理部门批准,并发给药品广告批准文号;未取得药品广告批准文号的,不得发布。

处方药可以在国务院卫生行政部门和国务院药品监督管理部门共同指定的医学、药学专业刊物上介绍,但不得在大众传播媒介发布广告或者以其他方式进行以公众为对象的广告宣传。

(2)药品广告的内容必须真实、合法,以国务院药品监督管理部门批准的说明书为准,不得含有虚假的内容。

药品广告不得含有不科学的表示功效的断言或者保证；不得利用国家机关、医药科研单位、学术机构或者专家、学者、医师、患者的名义和形象作证明。

非药品广告不得有涉及药品的宣传。

(3)省、自治区、直辖市人民政府药品监督管理部门应当对其批准的药品广告进行检查，对于违反本法和《中华人民共和国广告法》的广告，应当向广告监督管理机关通报并提出处理建议，广告监督管理机关应当依法作出处理。

(六)药品包装管理

《中华人民共和国药品管理法》对药品的包装管理作了如下规定：

(1)直接接触药品的包装材料和容器，必须符合药用要求，符合保障人体健康、安全的标准，并由药品监督管理部门在审批药品时一并审批。

药品生产企业不得使用未经批准的直接接触药品的包装材料和容器。

对不合格的直接接触药品的包装材料和容器，由药品监督管理部门责令停止使用。

(2)药品包装必须适合药品质量的要求，方便贮存、运输和医疗使用。

发运中药材必须有包装。在每件包装上，必须注明品名、产地、日期、调出单位，并附有质量合格的标志。

(3)药品包装必须按照规定印有或者贴有标签并附有说明书。

标签或者说明书上必须注明药品的通用名称、成分、规格、生产企业、批准文号、产品批号、生产日期、有效期、适应症或者功能主治、用法、用量、禁忌、不良反应和注意事项。

麻醉药品、精神药品、医疗用毒性药品、放射性药品、外用药品和非处方药的标签，必须印有规定的标志。

(七)药品不良反应管理

国家实行药品不良反应报告制度。药品生产企业、药品经营企业和医疗机构必须经常考察本单位所生产、经营、使用的药品质量、疗效和反应。发现可能与用药有关的严重不良反应，必须及时向当地省、自治区、直辖市人民政府药品监督管理部门和卫生行政部门报告。具体办法由国务院药品监督管理部门会同国务院卫生行政部门制定。

对已确认发生严重不良反应的药品，国务院或者省、自治区、直辖市人民政府的药品监督管理部门可以采取停止生产、销售、使用的紧急控制措施，并应当在五日内组织鉴定，自鉴定结论作出之日起十五日内依法作出行政处理决定。

（八）药品注册管理

国家对每一种原料药及其制剂的注册管理，是20世纪人们与“药害”作斗争中发展起来的。药品注册管理的发展，不仅与新药评价技术和方法的发展有密切关系，同时，新药研究开发和药品国际贸易的激烈竞争，也大大促进了药品注册管理制度的完善。20世纪，药品注册管理发展大体经历了三个阶段：第一阶段，20世纪上半叶，基本上无药品注册管理制度；第二阶段，20世纪60年代开始将药品注册纳入法制化管理；第三阶段，20世纪90年代药品注册管理的进展。

药品注册是指依据法定程序，对拟上市销售的药品的安全性、有效性、质量可控性等进行系统评价，并作出是否同意进行药物临床研究、生产药品或者进口药品决定的审批过程。国家药品监督管理部门主管全国药品注册管理工作，负责对药物临床研究、药品生产和进口的审批。省、自治区、直辖市药品监督管理部门受国家药品监督管理部门的委托，对药品注册申报资料的完整性、规范性和真实性进行审核。药品注册管理的内容是：(1)药品注册的申请；(2)药物的临床前研究；(3)药物的临床研究；(4)新药的申报与审批；(5)已有国家标准药品的申报与审批；(6)进口药品的申报与审批；(7)非处方药的申报与审批；(8)药品补充申请的申报与审批；(9)药品的再注册；(10)新药的技术转让；(11)药品注册检验的管理；(12)药品注册标准的管理；(13)药品注册时限的规定；(14)复审等内容。

你知道吗

由于药品注册制度的实施和现代电子技术的发展，你从药店买到的药是可以登陆国家食品药品监督管理总局官网(http://www.sda.gov.cn/)，使用搜索引擎，搜出相关信息，以此来验证你买到药的真伪性的。

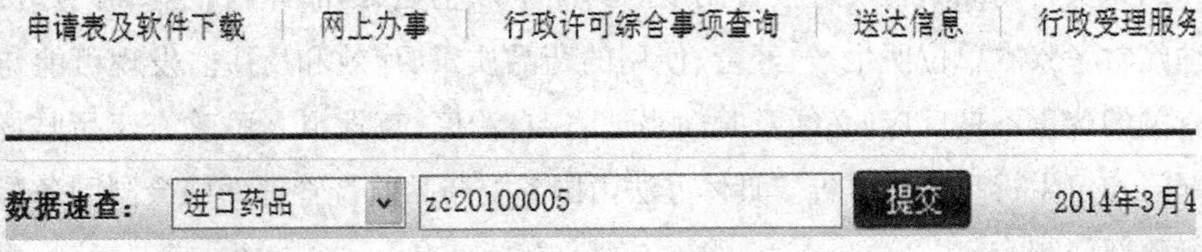

（杨俊玲，孔文文）

参考文献

[1]吴春福.药学概论(第三版).北京:中国医药科技出版社,2012.

[2]张德志.药学概论(第二版).北京:中国医药科技出版社,2011.

[3]叶德泳.药学概论(第一版).北京:高等教育出版社,2007.

[4]杨世民.药学概论(第一版).北京:科技出版社,2009.

[5]尤启冬.药物化学(第二版).北京:化学工业出版社,2012.

[6]刘书志,乔德阳.制药专业英语.北京:化学工业出版社,2009.

[7]葛淑兰,惠春.药物化学(第二版).北京:人民卫生出版社,2013.

[8]徐文方.药物化学(第二版).北京:高等教育出版社,2012.

[9]许军,王润玲,李伟.药物化学.北京:清华大学出版社,2013.

[10]白东鲁,陈凯先.北京:高等药物化学.化学工业出版社,2011.

[11]马英.药物化学(第二版).郑州:河南科学技术出版社,2012.

[12]翁玲玲.临床药物化学.北京:人民卫生出版社,2007.

[13]刘克欣.药理学(第1版).北京:高等教育出版社,2010.

[14]杨宝峰.药理学(第8版).北京:人民卫生出版社,2013.

[15]钱之玉.药理学(第3版).北京:中国医药科技出版社,2009.

[16]林桦.药理学(第2版).北京:中国医药科技出版社,2013.

[17]王金香.药物检测技术.第二版.北京:人民卫生出版社,2013.

[18]倪坤仪.仪器分析.第一版.南京:东南大学出版社,2003.

[19]刘文英.药物分析进展.第一版.南京:凤凰出版传媒集团,江苏科学技术出版社,2008.

[20]陈红艳.药剂学(第一版).北京:高等教育出版社,2005.

[21]周建平.药剂学进展(第一版).南京:江苏科学技术出版社,2008.

[22]崔福德.药剂学(第二版).北京:中国医药科技出版社,2011.

[23]张汝华.工业药剂学(第一版)北京:中国医药科技出版社,2006.

[24]瞿礼嘉.现代生物技术(第一版).北京:高等教育出版社,2004.

[25]郭勇.酶工程(第三版).北京:科学出版社,2009.

[26]罗臻,张立明.药事管理学.北京:清华大学出版社,2013.

[27]马凤森.药事管理学(第一版)杭州:浙江大学出版社,2010.

[28]杨世民.药事管理学(第5版).北京:人民卫生出版社,2011.

[29]孟锐.药事管理学(第2版).北京:科学出版社,2009.

[30]刘红宁.药事管理学.北京:高等教育出版社,2009.

[31]邵瑞琪.药事管理学.北京:人民卫生出版社,2007.

[32]俞文和,杨纪根.抗生素工艺学.沈阳:辽宁科技出版社,1988.

[33]苏怀德.药物研究史选讲.北京:北京医科大学、中国协和医科大学联合出版社,1992.

[34]严振,谢光远.实用中药(第一版).北京:人民卫生出版社,2009.

[35]张冰,吴庆光,钱三旗.实用中药学(第二版).北京:科学出版社,2011.

[36]朱国福.中药学(第一版).北京:清华大学出版社,2012.

[37]李新中,姬生国.生药学(第一版).北京:科学出版社,2010.

[38]吴剑峰,王宁.天然药物化学(第一版).北京:人民卫生出版社,2010.

[39]吴继洲.天然药物化学(第一版).北京:高等教育出版社,2010.

[40]杨世林,热娜·卡斯木.天然药物化学(第一版).北京,科学出版社,2010.

[41]熊若兰,陆伟根.纳米混悬剂研究进展《世界临床药物》2007Vol.28No.2.

[42]张东风.医药工业总产值中药占1/4强[J].中医药管理杂志.2009,17(11):1058.

[43]本刊特稿.医药工业:不断满足人民群众健康需求[J].中国经贸导刊.2012.11月上.24-25.

[44]http://www.cpa.org.cn/Article/xhdt/201208/1739.asp,尹力局长出席中国药学会第二十三次全国会员代表大会并讲话.

[45]马飞.2014医药经济增速不容乐观.医药经济报.2013.11.8,A03版.

[46]朱建英,郭文.2013年1~6月我国医药工业经济运行情况分析.中国医药工业杂志[J].2013,44(12):S54-S60.

[47]凌敏,李蕴明.激发量变重塑中国医药创新常态.医药经济报.2013.11.8,

A03 版.

[48]秦胜利,于建生.手性药物拆分技术进展[J].山东化工,2011,40(3):51-54.

[49]行业动态.国产维C产能超全球需求近1倍[J].中国医药技术经济与管理.2012(2):12.

[50]郭颖,郭宗儒.浅析2000~2012年FDA批准的新药[J]中国新药杂志.2012,21(24):2831-2843,2847.

[51]国家药典委员会编.中华人民共和国药典2010年版二部.北京:中国医药科技出版社,2010,384,;459;918.

[52]朱建芬,吴祥根.纳米混悬剂的制备方法及在药剂学中应用的研究进展中国医药工业杂志 Chinese Journal of Pharmaceuticals 2006,37(3).

[53]周旭,王伽伯,肖小河.无针注射给药系统及应用解放军药学学报第21卷第6期.

[54]田汉波.浅谈无针注射技术医疗卫生装备2010年04月第31卷第04期.

[55]现代生物技术应用研究的趋势与成果2010年第20卷第2期孙毅科技情报开发与经济信阳师范学院生命科学学院.

[56]药品生产质量管理规范(2010年修订)(卫生部令第79号).

[57]《中华人民共和国药品管理法》(2001)(主席令第45号).

图书在版编目（CIP）数据

药学概论 / 杨俊玲. 崔成红主编. -- 济南 : 山东人民出版社，2014.8（2016.7重印）
ISBN 978-7-209-08645-5

Ⅰ. ①药… Ⅱ. ①杨… ②崔… Ⅲ. ①药物学—教材 Ⅳ. ①R9

中国版本图书馆 CIP 数据核字(2014)第 176142 号

责任编辑:常纪栋

药学概论
杨俊玲 崔成红 主编

山东出版传媒股份有限公司
山东人民出版社出版发行
社　址:济南市经九路胜利大街 39 号　邮　编:250001
网　址:http://www.sd-book.com.cn
发行部:(0531)82098027 82098028
新华书店经销
日照市恒远印务有限公司印装

规　格　16 开（169mm × 239mm）
印　张　12.25
字　数　280千字
版　次　2014 年 8 月第 1 版
印　次　2016 年 7 月第 2 次
ISBN 978-7-209-08645-5
定　价　28.00 元